LES EAUX THERMALES DE NÉRIS

Propos Médical

Tenu aux Malades et aux Médecins

PAR

M. l'Abbé FORICHON

DOCTEUR DE LA FACULTÉ DE PARIS

Exerçant la Médecine à Néris

MONTLUÇON

CHEZ A. AUPETIT, LIBRAIRE-ÉDITEUR

—

1853

PROPOS MÉDICAL

LES EAUX THERMALES DE NÉRIS

Propos Médical

Tenu aux Malades et aux Médecins

PAR

M. l'Abbé FORICHON

DOCTEUR DE LA FACULTÉ DE PARIS

Exerçant la Médecine à Néris

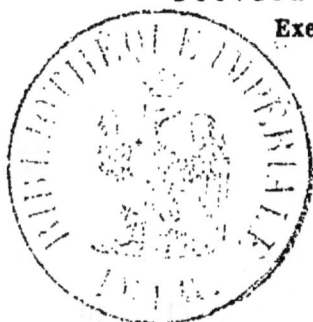

MONTLUÇON

CHEZ A. AUPETIT, LIBRAIRE-ÉDITEUR

1853

TABLE.

———

§ I.

Des croyances qui règnent parmi nous touchant la Médecine

Rien n'est plus difficile que de donner aux gens du monde des idées justes en médecine ; je me trompe, rien ne leur est plus facile que d'en avoir des idées fausses. Est-ce à dire que MM. les médecins aient un astre exprès qui leur donne naissance ; la science garde-t-elle mystérieusement pour eux, sa clé enveloppée dans leur diplôme ? Ils ne peuvent oublier qu'il fût une époque où, comme tout le reste, ils n'étaient qu'à la porte. Cette première réflexion nous autorise à penser que si l'on ne peut en un jour communiquer aux uns, les connaissances qui exigent toute la vie des autres, on peut au moins les renseigner suffisamment, je ne dis pas pour faire de la médecine, mais pour savoir ce que la médecine fait.

La témérité de l'entreprise disparaîtra surtout, si l'on considère que pour l'exécuter dans les limites de notre sujet, il s'agit moins d'y faire des études que de dissiper les préjugés qui obstruent l'esprit du monde, et le monde pour la médecine, se compose aussi bien des esprits cultivés que de ceux qui ne le sont pas.

En effet l'obstacle en lui, aux idées justes, ne vient pas de son incapacité ; mais des erreurs qu'il s'est forgées à la place. L'esprit humain n'est pas la surface polie d'un marbre blanc, qui attende pour en avoir, qu'on vienne lui graver des idées, il ne ressemble pas au moulin qui a besoin et du ruisseau et du grain pour faire de la farine ; il est à lui-même et sa turbine et son froment. Cette fabrication toute spontanée chez lui, n'est nulle part aussi prononcée qu'en médecine. Vous ne trouverez pas d'esprit si stérile qui ne se soit fait en général une idée de la maladie; le plus inculte a ses croyances et ses explications toutes prêtes pour ses souffrances et celles des autres.

Pour atteindre le but de cet écrit, instruire le lecteur et le servir, je n'ai donc besoin d'étaler aucun enseignement doctoral. Aussi ne veux-je faire qu'une battue dans les intelligences, pour en déloger les chimères qui les abusent, j'aurai chemin faisant, fait de la science, autant qu'il m'en faut pour rendre, à l'occasion de nos sources, aux malades et aux médecins qui les y envoient, un service modeste sans doute, mais qui ne sera peut-être pas aussi indigne d'un homme qui professe pour ses semblables le respect que l'humanité réclame.

Deux erreurs des mieux implantées, subsistent dans l'esprit du monde touchant les maladies et leur traitement : tous les

médecins, peut-être, si peut-être est néces-
saire, n'en sont pas exempts.

D'une part, on croit qu'il existe dans la
nature ou conservées dans l'officine du
pharmacien, des substances tirées des
plantes ou d'ailleurs, qui renferment chacune la puissance destructive d'une
maladie, qui sont des antidotes ; en un mot
on croit qu'il existe des remèdes, et cette
croyance est par-dessus tout accréditée à
l'égard des eaux thermales. On leur suppose une vertu spéciale et mystérieuse. Il
est curieux d'observer ici les malades
attentifs à tous les moyens de s'en faire
pénétrer. Ils s'informent si leur potage
est préparé avec l'eau de nos sources, ils
sont contents de savoir que le boulanger
s'en sert pour pétrir le pain qu'ils mangent;
ils aiment à s'en arroser les mains dans la
pensée intérieure d'en ressentir le bienfait,
comme certains buveurs d'eau-de-vie en
usent le matin en buvant la goutte.

D'autre part on se figure que les maladies sont parmi nous des puissances
occultes ennemies du corps humain, des

êtres malfaisants introduits ou engendrés
dans l'organisme qu'ils tourmentent et qui
ont leur existence distincte de la sienne
comme un ver dans la pomme qu'il ronge.
Cette croyance se révèle assez dans le langage usuel de tout le monde. On d't : il
m'est venu un furoncle, une dartre, la
colique, la fièvre m'a pris, etc. Comment
lui échapper ? Un homme arrive dans
une contrée marécageuse bien portant ;
quelques jours après, il est saisi d'un mal
qui le tient douze heures, le quitte et le
reprend trente-six heures après, réglé
comme une pendule. Evidemment il s'est
trouvé là un mauvais génie inconnu dans
son pays et qui a sauté sur lui. Rien n'est
propre à favoriser cette croyance, cette
fausse notion de la maladie comme celles
d'une invasion brusque et dont la cause
se dérobe aux yeux, telles que les ende-
miques, les épidémiques : les anciens en
accusaient les astres. De sorte que pour le
vulgaire, toujours logique dans ses
égarements, l'art de guérir consiste dans
la connaissance des médicaments qui ont

la vertu de détruire le mal, ou de le chasser du corps, à-peu-près comme un furet se met dans un terrier aux trousses d'un autre animal.

Or, écrivons le bien, et ne vous en scandalisez pas, IL N'EXISTE PAS DE REMÈDES comme on le croit et les maladies NE SONT PAS DES CHOSES comme on l'imagine. Ce sont là deux erreurs jumelles, bien anciennes, bien répandues et qui ont laissé dans l'histoire de la médecine une tâche si grande, si préjudiciable à l'art de guérir qu'il n'en est pas encore bien lavé. Essayons de les remplacer par deux vérités qui sont aussi congéminées ; daignez seulement pour les saisir, pousser jusqu'au bout la lecture de cet écrit. Si pour vous conduire à son titre, à nos eaux thermales, il semble faire un grand détour, ce n'est qu'un moyen d'y arriver avec un profit qui nous échapperait si nous voulions immédiatement mettre la main dessus.

S'il existait des remèdes, comme la croyance le suppose, vous comprenez tout de suite, que la médecine n'exigerait ni tant

d'étude, ni tant de réflexion. Il suffirait
pour guérir, de deux listes, l'une pour les
maladies, l'autre pour les remèdes corres-
pondants : et on guérirait toujours ; car
observez-le bien, la qualité essentielle
d'une chose, qui la faitce qu'elle est, ne se
perd jamais. La chaleur est toujours dans
le feu et la lumière dans le soleil. Si un
médicament avait pour attribut caracté-
ristique, une vertu spéciale qui en fit un
remède, celui-ci réussirait toujours : le
sel sale toujours, le sucre adoucit toujours.
Voyez les agents de la chimie, ils ne
faillent jamais, l'oxygène y fait toujours
des oxydes, le soufre des sulfures, les alcalis et les acides ne manquent pas d'y faire
des sels et leurs rôles ne peuvent se remplacer. S'il en était ainsi des agents de la
thérapeutique, s'ils avaient le pouvoir de
s'attaquer chacun à une maladie et de la
terrasser, la médecine ne serait plus
qu'une question de recettes ; on en aurait
comme on en a pour faire une teinture,
une liqueur de ménage.

Or, vous ne le savez que trop ; les médi-

caments, même quand ils ont leurs effets
organiques, ne guérissent pas toujours; donc
ils ne sont pas des remèdes. Un synapisme
vous fait rougir la peau, un émétique vous
fait vomir et vous n'êtes pas guéris, quoiqu'ils fussent bien indiqués. Ceux qui par
leur action, sont les plus dissemblables guérissent de la même maladie et les mêmes
guérissent des maladies qui ne se ressem-
blent pas. Si nous avions des médicaments
doués d'une vertu spéciale pour chaque maladie, ils prendraient le nom de spécifiques.
La médecine à bien cru, un instant, en
compter un ou deux; mais elle n'a pas
tardé à leur retirer ce privilège qui ne se
conserve plus qu'en parchemin dans l'ar-
rière-boutique.

S'il n'en est pas ainsi des médicaments,
s'ils ne sont pas des remèdes, c'est que
les maladies ne sont pas non plus en nous
des choses distinctes, des êtres malfaisants,
persécuteurs du genre humain et qui trou-
veraient leurs adversaires dans les bocaux
du pharmacien. La présence du ver solitaire ne peut pas même, comme nous le

verrons plus loin, faire exception à ce principe.

Mais enfin la maladie existe, puisque nous sommes malades, et qu'est-ce donc, si elle n'est pas une chose distincte de l'organisme ? Non ; mais elle est son œuvre : la maladie est un acte vital. La preuve est une vérité de M. Lapalisse ; c'est qu'il ne se fait pas de maladie dans l'organisme mort, mais dans celui qui vit. Ce n'est pourtant pas une trivialité que je veux vous dire, je veux vous faire comprendre que pour avoir une idée juste de la maladie, il faut en avoir une de la vie elle-même.

§ 11.

DE LA VIE.

és   personnes du monde pensent nous
faire une question simple, comme s'ils la
faisaient pour la rhubarbe ou le séné, en
demandant ce que c'est que la vie? c'est
une question simple en effet, si l'on veut
se contenter, pour réponse, de l'évidence
du fait.

La vie c'est la puissance dans la nature
qui fait les organismes vivants, les animaux. Elle n'est connue ni par ses formes,

ni par ses couleurs, comme une orange ou une pierre de marbre; elle se manifeste par ses œuvres, ses produits et ses fonctions, comme toute puissance le fait.

La vie, pour le mieux dire, est la création spéciale de chaque espèce vivante, se transmettant d'une génération à l'autre par un support qui, suivant la classe de l'animal, s'appelle graine, œuf. En voulez-vous la preuve ? Détruisez une espèce végétale ou animale, elle ne paraîtra plus : la démonstration n'en est pas loin ; la terre a possédé des animaux qui ne se trouvent que dans les terrains fossilifères, où rien ne les ranime. Mais laissons là cette considération et bornons-nous à ce qui importe le plus à notre sujet, à observer comment la vie se manifeste.

Vous prenez un œuf que vous mettez réchauffer sous une poule, au bout d'une vingtaine de jours, que trouvez-vous à la place du jaune qu'il renfermait ? D'abord une matière toute différente de la sienne : elle est chaude, elle se contracte, elle est sensible, elle se meut spontanément, en un mot elle est vivante, ce n'est plus un œuf, c'est de la chair.

Mais remarquez, s'il vous plaît, quelque chose de plus significatif ; cette matière jaune, molle, informe, insensible, d'œuf qu'elle était, ne s'est pas seulement transformée dans sa nature, ce n'est pas seulement un amas de matière animée, elle est devenue des pieds, des ailes, une tête, des yeux, des oreilles, etc., un ensemble d'organes vivants qui fait un animal, un oiseau. Voilà donc la chose, l'ouvrage qu'a produit votre jaune d'œuf entre les mains de la puissance vitale. Je n'ai pas besoin de vous rappeler, pour qu'il se change ainsi, les conditions qu'il doit emporter avec lui et que dans un œuf clair, il ne se passe rien, vous savez tout cela.

Observez seulement que si vous n'aviez pas soumis le vôtre à une température convenable, la merveilleuse transformation qu'il a subie n'aurait pas eu lieu. Trop chaud il se fût pourri ; si la poule le laisse refroidir, l'ouvrage reste en chemin et,

pour résultat, vous n'avez que les rudi-
ments d'un organisme incomplet, avec une
partie du jaune qui n'a pas été employée.
C'est ainsi qu'on en trouve quelquefois
une portion à l'ombilic du poulet quand il
sort de sa coquille avant d'avoir tout absorbé. Alors il s'achève en dehors, en
restant deux à trois jours sous la poule
pendant lesquels il ne mange pas ; les
femmes de la campagne disent dans ce cas
qu'il n'est pas fini de couver. Ne mépri-
sez pas, je vous prie, ces observations à
cause des régions vulgaires où elles sont
prises, nous les retrouverons plus tard
jusque dans nos piscines chaudes.

Vous concevez cependant, qu'avec la
température la plus convenable à l'incubation, si le jaune de l'œuf était altéré, s'il
contenait une matière impropre à la transformation vivante, celle-ci n'arriverait pas :
la puissance vitale ne donnerait qu'un
mauvais résultat, ou même n'en donnerait
pas du tout.

Maintenant remarquons que tous les
phénomènes de transformation que nous

venons d'observer dans l'œuf, vont, en dehors de lui, se continuer dans notre poulet. Le jaune de l'œuf cependant est tout absorbé, oui ; mais la puissance vitale qui avait prévu le cas, soit dit figurément, ne s'est pas bornée à former avec lui, comme vous l'avez vu, une matière vivante ; parmi les instruments qu'elle a su en faire, vous distinguez un appareil qui commence avec le bec de l'oiseau, se continue avec l'estomac, le tube intestinal, etc. Eh bien ! avec cet appareil que la puissance vitale s'est donné, elle va poursuivre son ouvrage, son animal, non plus avec du jaune d'œuf, mais avec des graines, des herbes pour les uns et de la chair pour les autres ; de sorte que selon le genre ou l'espèce, elle manifeste une force de transformation spéciale. Inutilement on tenterait de nourrir l'aigle ou le milan avec de l'orge ou des plantes, la vie chez eux n'a pas cette faculté, et cette différence ne s'explique pas par celle de l'appareil ; la vie sait avec le même faire nourriture de toute chose, comme on le voit dans certains habitants de nos basses-cours, sans mettre l'homme à côté d'eux ; comme aussi d'une même chose, elle fait nourriture avec des appareils de forme différente.

Cette remarque, en effet, n'est pas toute pour les oiseaux, elle comprend aussi les animaux mammifères qui en diffèrent sensiblement. Quand ils ont fini l'aliment préparé pour le premier temps qui suit la naissance, ce n'est plus avec du lait que la chair se fait chez eux, c'est avec des plantes fraîches ou desséchées pour les uns et encore de la chair pour les autres. C'est en vain qu'on présenterait du fourrage aux carnassiers, et une proie palpitante ne saurait exciter l'appétit d'un ruminant ou d'une bête de somme.

Nous voyons donc, en définitif, qu'avec des choses très-différentes : de la paille, du pain, une cuisse de mouton, la puissance vitale chez tous les animaux fait une chose semblable, de la matière vivante. C'est pourquoi cette opération commencée avec l'embryon s'appelle *assimilation*, pour dire ici animalisation. Ce qui n'était ni sensible, ni mobile, ni chair, ni sang, devient toutes ces choses ; ce qui n'était pas vivant ou ne l'était plus, devient un animal, un oiseau, un bœuf, un homme, avec des formes et un volume qui, selon l'espèce, prend une dimension colossale, un poids de cent mille kilogrammes.

N'oublions pas, à ce propos, une chose intéressante que l'animal nous présente à considérer. Parmi les organes dont la nature l'a composé, il en est, et ce ne sont pas les moins curieux, qu'elle a destinés au discernement de la nourriture propre à chaque espèce. Ils ont pour faculté : la vue, l'odorat, le goût, etc. Qui apprend à ce poulet, au sortir de la coquille, qu'une graine, qu'un insecte qu'il n'a jamais vu, est un aliment pour lui ? Qui fait connaître à ce ruminant l'herbe qui lui convient ? Quel maître leur enseigne à tous que l'eau brillante à leurs yeux est faite pour les désaltérer ? Ce phénomène révèle dans la création un beau chapitre d'harmonies, la raison première des instincts, un sujet riche de réflexions pour la physiologie qui n'en a pas

encore écrit un mot dans ses livres : ils ne
s'en doutent pas. Mais ce n'est pas ici le
lieu d'en dire davantage. Observons seulement pour notre usage que, selon l'impression reçue par les sens : la vue, l'ouïe ou
l'odorat, etc., tous les organes entrent en
action pour approcher ou fuir l'objet vu,
senti ou entendu, et cela sans que la déli-
bération s'en mêle, ni le raisonnement qui
manque à l'animal; c'est l'organisme vivant mis en jeu par la nature seule de l'impression. Retenons bien le fait, il est d'une
grande autorité. C'est en vertu de la loi
qu'il nous signale qu'un aliment dégusté est
rejeté ou renvoyé de plus loin s'il est trop
avancé; car son impression commençant avec
le goût se continue plus avant dans l'organisme. Il ne suffit pas que la matière
nutritive soit approuvée par la dégustation, il
faut qu'elle le soit par tous les appareils du
système assimilateur, digestif, respiratoire,
circulatoire; si elle y arrivait dans une
mauvaise condition, elle impressionnerait
mal la fibre vivante qui ne l'assimilerait pas
ou ne l'assimilerait qu'avec souffrance, en

faisant une mauvaise besogne, une mauvaise chair. Glissez, par exemple, dans les vaisseaux, une matière non préparée par le tube digestif, ceux-là mal impressionnés vont s'irriter, s'enflammer ou tomber dans l'inertie.

Ainsi donc, pour rassembler dans une seule toutes nos considérations, vous voyez que l'organisme vivant, l'homme, car c'est pour lui que toutes ces choses sont dites, présente une somme de fonctions dont la première qui les subordonne toutes, l'assimilation, aboutit à l'aide de la digestion, de la respiration, de la circulation, etc., à la vivification de la matière alimentaire. Ajoutez-y les autres fonctions que vous connaissez : la vision, l'audition, etc., vous avez toutes les manifestations de la vie qui s'accompagne dans toutes les parties, de contractilité, de sensibilité, de chaleur, de mouvement, d'un sentiment de forces et de bien-être, etc., le tout dans cette condition, constitue l'état normal, la santé, si bien que si l'expérience n'apprenait pas sitôt le contraire, rien ne fait pressentir qu'elle ne dût pas continuer toujours.

Observons bien avant de quitter cette réflexion, que, si ces phénomènes constituent la vie en ce sens qu'ils lui appartiennent, c'est elle qui les institue. L'organisme est son ouvrage, son théâtre, les organes n'exécutent que les rôles qu'elle leur distribue, elle bat la mesure et leur donne le ton, une syncope hélas ! suffit pour leur imposer à tous le silence. Où étaient la vision, l'audition, la digestion, la carnification, la sensibilité avant que la vie se fut réveillée dans l'œuf ? C'est comme si je vous disais que les appareils d'une locomotive tirent leur force de la vapeur qui ne les a pas établis, comme l'autre l'a fait des siens ; mais ils dorment aussi tant que le feu n'est pas allumé. Il ne faut pas se méprendre sur ce sujet, si l'on ne doit pas faire de la vie non plus que de la maladie une abstraction, un machiniste distingué de l'organisme vivant, il ne faut pas non plus, comme la plupart des livres qui en parlent, dire que la vie est le résultat des fonctions organiques ; car on peut leur demander : et celles-ci de quoi sont-elles donc le résultat ?

Maintenant que nous savons ce que c'est que la vie, que nous en connaissons, dis-je, les manifestations, les conditions qui font la santé, tâchons de nous donner une idée juste de la maladie.

§ III.

DE LA MALADIE.

Nous n'avons pas pu, pendant l'incubation, altérer l'œuf dans sa coque, y substituer une matière étrangère, pour nous convaincre que la puissance vitale, dans ce cas, n'aurait pu en faire de la matière vivante, un animal. Mais voici un nouveau né qui, au lieu d'avoir le sein d'une bonne nourrice, n'y suce qu'un lait séreux, un mauvais lait, pour parler le style des mères. Loin de prendre de l'accroisse-

ment, cet enfant maigrit, sa chair est molle,
sa peau se ride, il est froid, pâle, dévoyé,
il ne fait que de mauvais tissus ou plutôt il
n'en fait pas, il est cacochyme, voilà un
être souffrant, malade. Essayez, pour le
ramener, de lui donner du pain, c'est
comme si je vous disais de donner du fourrage au veau qui vient de naître. L'estomac encore trop faible en sera mal impres-
sionné, il le vomira, ou le renverra par
une autre voie, indigéré, et si un lait meil-
leur, si une bonne nourrice ne lui vient en
aide, la vie abandonnera un organisme où
elle manque de matériaux propres à continuer son ouvrage, c'est-à-dire tout uni-
ment que l'assimilation, unique fonction de
cet âge, n'aura plus lieu. Maintenant c'est
un adulte qui a, par accident, ingéré un
fragment de légume crû, par exemple,
descendu sans avoir subi les préliminaires
de la mastication ou de la coction, bien qu'il
soit alimentaire par sa nature, l'estomac
offensé de sa condition physique, se révolte
de son contact et s'il ne peut parvenir à
l'e pulser, d'autres organes vont se soule-

ver avec lui ; les membres se contractent,
les convulsions s'en mêlent et des douleurs
atroces, et voilà qu'à l'occasion d'une
mauvaise impression, remarquez-le bien ,
vous n'avez à la place des fonctions normales de l'organisme qui faisaient la santé,
que des fonctions désordonnées du même
appareil, l'indigestion à la place de la chy-
mification, la souffrance à la place du bien-
être, etc., en un mot, un désordre fonction-
nel qu'une impression d'une autre espèce,
une odeur fétide, l'aspect d'un objet dégoù-
tant, une impression morale suscitera une
autre fois ou que l'organisme fera de lui-
même sans cause extérieure.

Une épine vous entre dans le doigt et
voici que l'organisme vivant en prend sujet de substituer à la douce chaleur qu'il
avait, une chaleur brûlante, il n'a plus le
sentiment du bien-être, mais d'une souffrance générale, le cœur bat une autre
mesure et l'estomac ne veut plus digérer,
une douleur et une ardeur excessives se font
sentir autour du corps étranger, et là au
lieu de se convertir en tissus vivants, en

chair organisée, le sang se convertit en matière putréfiée qui s'appelle pus.

Ce nouveau désordre est-il donc l'ouvrage de l'épine ? Non, car il suffira de l'impression, de la piqûre seule pour provoquer la même scène de la part de l'organisme qui, de son propre motif, pourra même donner ce drame plus pathétique encore, comme dans le panaris par exemple. Comme aussi d'autres fois il hébergera, sans s'en inquiéter, le corps étranger dans ses tissus, comme il le fait pour de très-gros projectiles. Le ver solitaire est bien à coup sûr, un étranger dans l'organisme, et bien souvent ce grand parasite, ne s'y révèle que par des dérangements dans les voies digestives, de peu d'importance ; mais d'autres fois sa présence est tellement intolérable que le cerveau n'en pouvant soutenir l'impression, la maladie alors consiste dans des attaques épileptiformes, qui en imposent et qui n'en sont pas moins une affection sérieuse qui n'est pas le ver solitaire.

Maintenant ce n'est plus une épine, c'est

la patte d'une mouche qui a laissé sur
votre main un atôme de matière putride ;
après quelques jours, vous voyez là comme
une piqûre de puce, un point rouge qui
devient luisant, prend une teinte livide,
brune, etc., c'est une petite altération
locale en soi peu remarquable ; cependant à son sujet, l'organisme est abattu,
la fièvre présente le plus mauvais caractère, la vie est tellement troublée
qu'elle menace de s'éteindre ; est-ce donc
ce léger désordre de la peau qui étale tant
de pernicieux phénomènes ? Non, car il
n'est que de quelques millimètres et je vais
avec un caustique, un fer rouge, en produire, à sa place, un qui sera dix fois plus
étendu et qui n'occasionnera pas tout cet
appareil formidable, mais qui le fera
cesser. Ce n'est plus là pour l'organisme
l'impression du morceau de carotte crue,
ni de l'épine, mais celle d'un poison, d'un
principe morbifique que l'organisme ne
peut pas assimiler, qui tend au contraire
à l'assimiler lui-même, à porter dans
les tissus son ferment de mortification,

de là pour l'organisme une impression
profonde qui donne à sa souffrance un
caractère spécial et jette les fonctions
dans un désordre qui constitue une maladie grave.

Aujourd'hui ce n'est plus un insecte,
c'est une aiguille qui a déposé une molé-
cule délétère dans nos tissus, c'est l'air
qui en a transporté l'émanation. Après un
nombre de jours indéterminés, le sujet est
saisi tout-à-coup d'une fatigue extrême,
d'un violent mal de tête, il est comme as-
sommé, il a des vomissements, des convulsions, le délire ; si bien que vous ne savez
pas encore ce que l'organisme veut faire,
mais à coup sûr il est malade. Deux jours
après cet effrayant prélude, la peau se
couvre de petites élevures rouges, de pus-
tules, et vous reconnaissez une variole.
Prendrez-vous pour la maladie, le virus
lui-même ? Mais il est resté vingt, trente
jours sans troubler la santé, et dans un
autre organisme il n'occasionnera qu'une
simple fièvre et l'éruption s'exécutera le
plus bénignement du monde. Comme aussi

il arrivera que celle-ci fera défaut et que
la maladie se bornera à quelques-uns des
phénomènes qui l'accompagnent ; elle sera
toute dans l'accessoire sans le principal.
Ne voyez-vous pas clairement que, même
avec l'introduction d'un virus tout spécial,
l'organisme est l'artisan des accidents que
nous appelons maladies, que c'est lui qui
préside à son incubation et qu'il aurait pu,
ainsi qu'il le fait dans certains cas, s'en
débarrasser par une voie plus simple, celle
des matières excrémentielles? Le virus, dit-
on, est une semence de maladie, soit, mais
une graine ne multiplie pas d'elle-même ,
mais par la plante, qui quelquefois est
stérile.

Ce qui sert bien à faire distinguer les
actes pathologiques de l'organisme, de
l'agent morbifique qui l'y provoque, c'est
qu'on a vu certain virus ne révéler sa présence chez certains sujets, que par la faculté
qu'ils ont eue de le communiquer à d'autres
qui ne s'en accommodaient pas de même.

L'action de l'organisme vivant aux prises avec les virus se distingue encore

4.*

d'une manière qu'on peut dire historique.
En la subissant plusieurs y succombent, y
perdent leur malignité et se trouvent im-
puissants contre celui qui les en a dépouil-
lés. C'est ainsi que plusieurs maladies con-
tagieuses ont fini par disparaître, que le
vaccin lui-même, n'a pas aujourd'hui la
force qu'il avait dans les premiers temps
de sa découverte; à force de passer par
des organismes il en sort affaibli, beaucoup
moins préservatif qu'il l'était primitivement.

En voici peut-être la raison : si les virus
ne sont pas des aliments, tant s'en faut,
ils ne sont pas non plus des poisons qui
rongent les tissus vivants à la manière de
l'arsenic : ils éprouvent l'atteinte de l'organisme qui agit sur eux comme sur les premiers pour les assimiler. Et s'il ne parvient
pas à en faire une matière parfaitement
animalisée, il leur ôte au moins le principe
contraire, leur virulence, et de même qu'il
en coûte plus de temps et de travail à l'organisme pour assimiler les substances ali-
mentaires qui sont le plus éloignées de sa

condition, de même il lui faut plus de temps et d'efforts pour dénaturer les virus; mais pour quelques-uns il y arrive, et c'est, si je ne me trompe, ce qui explique pourquoi ils ne sont plus inoculables. Mais alors l'organisme qui s'en est embarrassé présente un cachexie, c'est-à-dire une mauvaise pâte où il est entré un mauvais levain, de mauvais ingrediens. C'est pourquoi aussi ce n'est plus la médication des phénomènes primitifs qui lui convient ; l'organisme demande qu'on l'assiste comme dans les strumes, les rachitismes, etc., qu'on l'aide à remanier sa pâte.

Un phénomène analogue nous est offert par certains poisons végétaux, l'organisme en atténue la virosité, s'apprivoise à leur impression et finit par les assimiler. Des populations entières mangent des substances qui en feraient périr d'autres aux premières tentatives. De sorte que les ennemis avérés de notre économie vivante, sont plutôt relatifs qu'absolus : un peu plus de force radicale dans la vie, de puissance d'assinilation, elle deviendrait victorieuse d'agents qui lui résistent et la tuent. C'est ainsi que des tempéraments sont assez robustes pour digérer des substances absolument intolérables pour d'autres. On en voit se nourrir aisément de végétaux non cuits, de viandes crues et même putréfiées (1) Les Chinois se régalent de la chair d'un chien dont le fumet est des plus repoussants.

---

(1) On a vu dans une commune voisine, un homme tellement carnivore qu'il ramassait en toute saison, les animaux jetés à la voirie, les déposait, petits et gros, dans sa chaumière comme dans un antre, et faisait sa pitance, tant qu'ils duraient, de leurs cadavres en putréfaction, au grand scandale de ses concitoyens qui lui en faisaient un crime comme d'un attentat aux mœurs publiques. Cet homme rustique vivait, dormait au milieu d'une atmosphère infecte, dont toute sa personne était tellement pénétrée que les ruminants s'effarouchaient à son approche sur la voie publique et au milieu des bois. Une fois seulement son corps enfla, ce qui ne fut pour lui qu'une indisposition passagère qu'il attribua à ce que l'animal, présumait-il, était mort de la dent du loup, qui, selon lui, était bien plus vénéneuse que la viande putréfiée. Cet homme est mort plus qu'octogénaire.

Des insulaires de la presqu'île indienne mangent des gâteaux d'argile, toutes préparations qui n'iraient guères à nos estomacs d'Europe.

Si dans les maladies aigües, dans celles qui semblent envahir brusquement l'organisme, et s'y élever comme un orage, on est conduit à les reconnaître pour son œuvre, son fait est bien plus reconnaissable dans celles qui prennent origine dans les longues aberrations de son travail et qu'il produit comme un arbre produit ses fruits et qu'on appelle chroniques. Un homme dans son système circulatoire ne présente d'abord ni dans les vaisseaux, ni dans les fonctions, rien que de naturel ; cependant un jour, une artère semble sur un point très-limité, augmenter de calibre, cinq ans, dix ans après, l'endroit est tellement dilaté qu'il forme un sac qui s'appelle anévrisme, c'est, dit-on, la maladie, soit ; mais cette tumeur ne s'est pas posée là instantanément comme si on avait mécaniquement insufflé le vaisseau. N'est-ce pas l'organisme qui a mis des années à la former, et ce mauvais travail de sa part, cette tendance à le produire n'est-elle pas la véritable maladie, faut-il accuser le produit ou le producteur ? Un second met trente ans pour se faire la goutte comme ses pères, et pendant trente ans il continue d'en faire avec des intervalles d'une santé satisfaisante. Dans ces moments où est la goutte ? Est-elle allée chez le voisin pour revenir ? Non, elle est chez lui, comme en hiver les pommes sont dans le pommier et la neige dans l'air.

Ainsi donc, vous le voyez, dans le même organisme vivant, il s'élève à la place des fonctions régulières, normales, qui sont la santé, des désordres qui sont la maladie ; ce ne sont pas de nouvelles fonctions qui sont venues se placer à côté des autres, ce sont bien les mêmes ; mais les mêmes perverties ; de physiologiques elles sont devenues pathologiques. C'est, au lieu d'une assimilation bien ordonnée, une nutrition vicieuse qui, dans l'utérus, fait des fœtus informes et difformes, qui composant de mauvaises trames, fait de mauvais tissus, des scrofules, des rachitismes, des scorbuts, des tubercules, des exostoses, des cancers, etc. Désordres dans les organes, désordres dans les fonctions; au lieu de la digestion, des indigestions, des vomissements, des flux cholériques ; au lieu des mouvements libres et volontaires, des tremblements, des chorées, des convulsions, des tics ; c'est la douleur, l'anxiété à la place du bien-être ; au lieu de la force, la débilité, la paralysie ; l'insensibilité, à la place de la sensibilité ; au lieu de la chaleur naturelle, c'est du froid excessif ou une ardeur fébrile ; ou encore des désordres plus foncièrement pathologiques : des scarlatines, des varioles, des fièvres cérébrales, typhoïdes, pernicieuses, charbonneuses, etc.

Mais quoi donc, allez-vous dire, à quelle conséquence nous conduisez-vous ?

Est-ce que la puissance vitale qui s'est révélée à notre admiration par tant de merveilleux produits d'organisation et d'ordre aurait aussi en elle-même des aptitudes au désordre ? Que voulez-vous que j'y fasse, depuis longtemps notre

espèce en est là (1). Les faits vous disent
au moins assez clairement que les maladies
n'ont pas une existence à part de la nôtre,
elles ne sont pas des esprits follets, venus
dans l'organisme pour le tourmenter et le
détruire : que la médecine conséquemment,
n'a pas à leur chercher dans les remèdes,
comme on le pense, des adversaires pour
les terrasser ; mais à rétablir l'ordre dans
des fonctions qui l'ont perdu. Mais alors
puisqu'il n'y a pas de remèdes, qu'est-ce
donc qu'un médicament ? Nous y voilà.

---

(1) L'histoire des jumeaux qui, à des distances
considérables, sont malades et meurent en même
temps, est très-propre à rendre sensible cette disposition originelle.

§ IV.

DES MÉDICAMENTS.

Nous venons de voir que des agents
appelés pour cela morbifiques, ont par la
nature de leur impression, c'est-à-dire
de la condition où ils ont mis l'organisme,
déterminé de sa part des actes, des phénomènes qui sont appelés maladies. Eh bien!
les médicaments à leur tour, sont des
agents thérapeutiques qui aident l'organisme à reprendre une bonne direction, à
rétablir le physiologique à la place du

pathologique, mais leur propriété est sans rapport d'opposition déterminée avec une espèce de maladie plutôt qu'avec une autre. Le même peut-être appelé dans toutes les maladies, comme tous peuvent rendre des services dans une même maladie ; ils ne secondent les vues du médecin que par la faculté qu'ils ont de réveiller les différentes facultés de l'organisme. Leur effet sur lui n'est même pas absolu, il est relatif à sa susceptibilité, au parti que lui-même sait en tirer, si l'on peut ainsi le personnifier, ce qui fait qu'en général ils agissent sur nous différemment en santé qu'en maladie; un synapisme ne rougit pas une peau insensible et on a vu un vésicatoire donner lieu à une vésicule sur le bras où il n'était pas. Les médicaments ont des propriétés communes et des propriétés particulières qui ne se manifestent qu'avec la manière de les employer. L'un calme les vomissements et fait aussi vomir, le même apaise le cerveau et l'excite, un autre guérit la fièvre et la donne aussi. En somme les médicaments ne sont pour nous que des moyens d'appeler les fonctions naturelles de l'organisme et non pas des pourchasseurs de maladie. Les uns favorisent une bonne assimilation ou par les qualités qu'ils donnent aux aliments ou par l'énergie qu'ils réveillent dans le tube intestinal, ou simplement par les conditions hygiéniques de température, d'hygrométrie, où ils placent l'organisme. Les uns stimulent, les autres ralentissent la circulation. La diaphorèse la diurèse sont activées par ceux-ci et modérées par ceux-là, la génération de la chaleur, la *pyrogénèse* se trouve augmentée avec un agent et tempérée avec un autre. Les médicaments servent au médecin comme les outils à l'artisan pour différents ouvrages ; un vésicatoire sert de révulsif, d'éxutoire, d'excitateur et remplace un appareil électrique.

Notez, en passant, s'il vous plaît, que toutes leurs propriétés ne nous sont enseignées que par l'expérience, il faut les accepter empiriquement. L'explication ne s'en trouve pas dans leurs éléments de composition. Ceux de l'opium, du tartre éméti-

que, ne nous disent rien de leur vertu stupé-
fiante ou vomitive. On ne saurait soupçonner
dans l'alcool, ni l'acide sulfurique, les
propriétés de l'éther qu'ils composent, non
plus que dans la base et l'acide du sel de cuisine, le mérite de ce condiment universel. La
sensation qui nous vient des médicaments par
l'organe du goût ne nous instruit pas
davantage à cet égard : l'opium, l'aloès,
le quinquina, la noix vomique sont amers
et leurs propriétés médicinales ne souffrent
aucun rapprochement.

Vous pouvez donc maintenant vous convaincre que la guérison du malade est
bien moins due à la vertu curative du médicament qu'à l'usage que le médecin en
fait. De sorte que s'il est avantageux pour
lui d'avoir à sa disposition le plus grand
nombre de moyens possibles. on peut dire
aussi qu'avec un petit nombre il pourrait
exécuter la même médication et obtenir
le même résultat, pourvu qu'il comptât ceux
qui sont les plus sûrs dans chaque genre
d'action.

Le difficile en face de la maladie, porte

bien moins sur le choix du médicament,
que sur le discernement à faire en elle de
son caractère spécial qui ne réside pas dans
les phénomènes extérieurs, symptômati-
ques; mais dans la nature de la souffrance,
c'est-à-dire dans l'impression particulière
qu'a reçu l'organisme et c'est là que se lit
d'ordinaire la véritable indication thérapeutique. Vous avez vu la crudité d'un
aliment causer des convulsions chez une
femme par exemple ; mais l'hystérie chez
elle en amène aussi, l'éclampsie d'un enfant causée par une dent qui ne peut se faire
jour, n'est pas celle qui prélude chez lui
à l'éruption d'un exanthème, encore moins
celle qui terminera fatalement la maladie.
Tous ces cas composés de phénomènes semblables portent un cachet différent qui fera
la différence du traitement. Nous avons des
signes pour reconnaître l'espèce ; mais la
variété nous échappe trop souvent. Vous
savez tous ce que c'est qu'un érysipèle; un
pêcheur descendu dans la rivière pour je-
ter son filet vous en apporte souvent un
exemple sur ses épaules flambées par le

soleil, un membre amputé, un intestin en-
crassé de bile en fait naître un autre, chez
tous la peau est rouge, brûlante et doulou-
reuse, mais ne pensez pas qu'il faille les traiter de même. Une fièvre intermittante bien
réglée résiste à tous les fébrifuges, on ne
songeait pas qu'une frayeur l'avait donnée
et qu'une surprise habilement ménagée
devait l'envoyer.

Voilà plus d'exemples qu'ils n'en faut
pour comprendre en résumé qu'il ne s'agit
point en médecine de remèdes, mais de
traitements et que les agents à son service
tirent moins leur mérite d'eux-mêmes que
de la main qui les met à profit conditionnel-
lement à l'organisme.

Et les eaux thermales enfin, que sont-elles
donc ? Elles ne sont pas plus que les autres,
un talisman qu'il suffise de toucher pour se
guérir de cette maladie plutôt que de celle-
là. Elles sont aussi pour l'organisme vivant
des modificateurs spéciaux qui peuvent
lui venir en aide dans une foule d'affections
fort différentes ; vérité très-manifeste aux
sources de Néris. Et puisque nous avons

fait un si long chemin pour arriver jusqu'à
celles-ci, nous allons les étudier plus particulièrement.

§ V.

DES EAUX THERMALES DE NÉRIS

1° Elles se font remarquer d'abord par une limpidité qui rivalise avec l'eau de rocher la plus pure : on voit le fond de nos bassins les plus profonds comme celui d'une carafe.

2° Par une température qui élève, à la source, le thermomètre vers 53° centigrades ; là il s'en dégage en très-grande quantité du gaz azote qui s'échappe sous forme de bulles avec un bruissement qui joue l'ébullition.

5

3° Elles se distinguent aussi par une légèreté voisine de l'eau distillée.

4° Quand leur température est devenue tolérable à la main, le contact en est doux et a quelque chose d'un liquide légèrement émollient, caractère très-prononcé dans la matière verte qui se forme au fond du bassin. Si vous la goûtez elle n'offre au palais d'autre sensation que celle de la chaleur, aucune odeur n'affecte l'odorat et vous la buvez à pleins verres, à toutes les heures, avant et après le repas, sans le moindre soupçon de nausée. De sorte que le premier examen ne vous la présente que comme un agent très-inoffensif. Seulement vous observez qu'on ne boit pas ainsi à discrétion, de l'eau chauffée au feu ordinaire.

A l'égard de leur constitution minéralogique, plusieurs chimistes s'en sont occupés; leurs analyses s'accordent à y reconnaître la présence des mêmes sels, mais le chiffre proportionnel qu'elles indiquent n'explique pas grand chose et laisse beaucoup à désirer. Peut-être pêche-t-il en ce qui touche la silice qu'elles ne me semblent pas mentionner en quantité suffisante. Il y a des présomptions pour penser que les eaux de Néris en tiennent en dissolution une quantité notable, et que c'est même à cette substance qui, dans certaines circonstances, prend la forme de gelée, qu'elles doivent, à mon sens, ce qu'elles ont d'onctueux au toucher. Avant la construction de l'Établissement, on se baignait dans les maisons où l'eau était amenée par des conduits en ciment composé de chaux et de brique pilée. Quand ils étaient ouverts pour cause de réparation, on voyait les parois de leurs côtés revêtus de cristaux de silice très-prononcés et très-étendus ; ils remplaçaient la pellicule de matière verte qui tapisse les murs des bassins et qui faisait défaut en général dans ces aqueducs. Je mentionne ce fait sans vouloir préjuger la question que décidera une analyse plus rigoureuse de nos sources (1), comme sans attacher plus

---

(1) La commission chargée de l'*Annuaire des eaux de France,* qui a déjà publié son premier volume, devrait nous la donner dans le second qui peut-être

d'importance qu'il n'en mérite au chiffre plus ou moins précis de leurs éléments constitutifs. Ce n'est aucunement par ceux-ci, nous l'avons suffisamment annoté, que les agents de la thérapeutique en général sont explicables dans leurs bienfaits, et ce serait

---

est sous presse ; en attendant, voici celle de M. Berhier, insérée dans les *Annales des Mines.*

POUR UN LITRE D'EAU.

	Sels cristallisés.	Desséchés.
Bi carbonate de soude. . . .	0, 42	0, 37
Sulfate de soude	0, 84	0, 37
Chlorure de sodium	0, 21	0, 20
Carbonate de chaux et de silice .	0, 17	0, 17
Total. .	1, 64	1, 11

M. Robiquet qui a étudié sur le lieu même le gaz azote qui s'échappe de la source, prétend qu'il est mêlé de quelques centièmes d'acide carbonique ; il ajoute que l'eau soumise à l'ébullition rend 38 centièmes d'oxygène ; peut-être même à leur température ordinaire, s'en dégage-t-il un peu de la source ; ce qu'il y a de certain, c'est que malgré la quantité énorme de gaz azote qui en sort et la petitesse du cabinet qui entoure le puits, la respiration non plus que la lumière des bougies, n'en éprouve aucune espèce de gène.

bien en vain qu'on voudrait à leur tour
déterminer, par leurs qualités chimiques,
les propriétés médicinales de nos thermes.

Pour être appréciées sous ce rapport,
les eaux de Néris doivent s'étudier dans
deux conditions :

1° Dans celle où depuis peu séparées
de leur source, elles ont encore une haute
température : celle de 40° et au-delà.

2° Dans celle où isolées de leur source,
elles ont, avec le temps, perdue la majeure
partie de leur calorique devenu presqu'insensible à la peau, ce qui arrive vers 26° à
27° Réaumur.

Dans la première condition elles ont sur
l'économie l'action d'un émollient *sui gene-
ris* qui n'agit point à l'instar d'une chaleur
humide, d'un cataplasme qui macère
l'épiderme, elles n'en font rien ; mais d'un
émollient accompagné d'une stimulation
spéciale qui excite visiblement le jeu des
capillaires, réveille l'élasticité des tissus,
donne aux membres une souplesse sensible
pour toutes les articulations. La peau notablement excitée en sort avec une rougeur

prononcée, non pas avec le sentiment
d'une friction ou d'une flagellation ; mais
avec un sentiment de bien-être qui fait qu'on
supporte le bain à cette température bien
plus longtemps qu'on le penserait d'abord.
Ce sont des faits que les observateurs les
plus vulgaires constatent journellement.

Or, désigner d'avance toutes les circonstances pathologiques où cette action de nos
sources peut trouver son application, la
liste en serait nombreuse et c'est plutôt
à un praticien intelligent à en décider qu'à
un catalogue nosologique ; mais on peut
dire à tout le monde que les indurations
des tissus, les contractures musculaires,
les raideurs articulaires, les engorgements,
les fausses ankiloses, tous les accidents qui
suivent les fractures, les luxations, les en-
torses, tous ceux que laissent après elles les
éclampsies, sont des cas où l'expérience
pourrait garantir les meilleurs résultats, si
cette manière de faire entrait dans les con-
venances médicales. Quant à l'application
à faire de cette action aux affections rhu-
matismales, elle est d'une évidence qui

dispense de l'indiquer et à cet égard la
réputation de nos sources est faite. Toutes
les fois qu'il s'agira d'activer, dans les
tissus, la chaleur, la circulation, la vitalité,
les eaux de Néris simplement prises en bains,
sont d'une très-grande efficacité. On y
ajoute encore par l'usage de la douche où
il faut distinguer à côté de la chaleur, l'espèce de flagellation ou de percussion qu
en résulte selon qu'elle est donnée en pluie
ou en plein jet. La vapeur vient ensuite,
suivant l'exigence des cas, compléter leur
administration; mais nous allons revenir
tout à l'heure sur la spécialité d'action de
nos sources dans cette première condition.

Dans l'autre condition, après qu'elles
ont perdu la partie essentielle de leur calorique originel, les eaux de Néris semblent
avec lui se dépouiller de leur vertu stimu-
lante, pour apporter à l'organisme une
toute autre impression. Leur action est alors
éminemment sédative. Elles procurent au
système nerveux une sorte de délassement
qu'on demanderait en vain à d'autres
agents de la thérapeutique. Ce n'est point

l'effet tonique de l'affusion d'eau froide, ni
celui des lames de la mer, qui dépasse
souvent la mesure, c'est une inpression qui
ne commande à l'organisme aucune réaction ; elles le mettent directement sur un
ton qui plaît au sentiment général et où il
se trouve à l'aise.

C'est dans cette condition qu'elles conviennent au chapitre difficile des névroses.
Qu'est-ce donc que les névroses ? Il faut
bien vous en dire un mot, puisqu'il n'entre
pas, en général, dans l'habitude médicale,
aux eaux thermales de par ici surtout, de
s'en expliquer au monde.

Vous savez que sous la puissance de la
vie, l'organisme nous donne le sentiment de
la chaleur, de l'énergie musculaire, de la
motilité, de la respiration, de l'appétit, de la
satiété, de la gaîté, en un mot tout le sentiment de force et de bien-être physiologique qu'on goûte dans une santé parfaite.
Mais ensuite viennent à leur tour le sentiment du froid sans réfrigération, des bouf-
fées de chaleur sans feu, des lassitudes
sans fatigue, des étouffements en plein air,

des boules hystériques, des insensibilités,
des anesthésies comme on dit maintenant,
des inquiétudes, des tristesses, des hypocon-
dries, des frayeurs, des mouvements sans
but, des tics, des danses de Saint-Guy, etc.,
je ne prétends pas épuiser le chapitre. Eh
bien, tous ces phénomènes dénotent des
états nerveux particuliers, dus pour quelques-uns à des appareils spéciaux du système nerveux ganglionaire ou viscéral dont
les fonctions naturelles sont perverties, af-
faiblies ou exagérées, ce qui leur fait prendre dans ce cas le nom de passions; mais
arrêtons là nos considérations.

Vous voyez que dans ces souffrances rien
n'appartient à l'œuvre de l'assimilation,
qu'il ne s'agit plus des vices de la nutrition,
qu'il n'y a ni mauvais produits, ni virus à
éliminer, ni matière morbide comme dans
les varioles, les abcès, les tumeurs, etc.
Les névroses sont des désordres dans le
sentiment, ou plus généralement, si vous
le voulez, des troubles dans les fonctions
du système nerveux, distinguées dans chaque organe de celles qui viennent de sa

5*

part en animer les tissus. Souvent ils sont transitoires, ils assiègent le malade dans un moment et le délivrent dans un autre, ils sont le fléau du monde citadin qui vit d'émotions, d'applications : l'homme des champs, celui qui ne dépense que des forces musculaires en est épargné. Les névroses sont, en général, le fait d'un système nerveux tourmenté ; les excès de l'étude l'y conduisent ou le mettent dans un état qui les avoisine toutes un peu.

Eh bien ! dans ces affections les eaux de Néris sont d'un secours inestimable, prises en bain à la température tiède, celle où l'organisme n'éprouve ni chaud ni froid ; mais un bien-être qui fait au malade oublier l'heure. Je ne connais pas de moyen propre à restaurer un cerveau épuisé par l'exercice de la pensée comme nos eaux thermales dans cette condition; on peut dire, sans faire de la mythologie, qu'elles sont pour lui une véritable fontaine rajeunissante : une expérience personnelle m'a donné à ce sujet une conviction indélébile.

Il n'y a pas de professeur, d'homme

assujetti aux travaux de la tête, s'il en
connaissait l'influence réparatrice qui ne
viendrait passer ses vacances à nos sources,
ce n'est pas là une phrase à la réclame, je
n'ai avec le détaillant du consommé, ni
avec l'employé de l'alcôve, aucune entente
cordiale ou tacite, je m'intéresse aux
malades.

Mais entrons plus avant dans l'étude de
nos sources. Comment agissent-elles sur
l'organisme ? En vertu, dira-t-on, de leur
constitution, sans doute, mais aussi, évi-
demment surtout dans la première condition
par leur calorique spécial. Car, ne nous y
trompons pas, les chaleurs sont de diverses
espèces, et leur impression sur nous n'est pas
dans leur degré thermomètrique, mais dans
leur nature. Chauffez une serre avec des
tuyaux de fonte parcourus par la flamme ou
chauffez la par les rayons du soleil et voyez si
au même degré thermomètrique sa végétation aura la même allure. Placez un pot
de fleurs sur votre poêle à charbon et un
autre sur une couche de litière en fermen-
tation et dites si le résultat de l'un et de

l'autre seront égaux comme leur dégré de
température? Mais pour restreindre l'observation à l'organisme vivant, comparez
l'impression d'un appartement chauffé par
nos appareils métalliques avec celle d'un
milieu réchauffé par la chaleur animale ;
une étable à bœufs par exemple, ainsi
qu'en usent l'hiver les habitants de certaines
contrées ; dites dans lequel on est plus à
son aise? Ou, pour avoir plutôt fait, comparez la chaleur que vous apporte la douceur
d 1 printemps avec celle de vos appartements
réchauffés au même degré instrumental.
Voyez ce jeune enfant malade sur les genoux
de sa mère, le feu est devant lui, cependant
poir réchauffer ses membres il ne veut que
les cacher dans le sein qui le nourrit :
c'est là qu'il est à son aise, il crie si on
veut l'en détacher. C'est le pendant de notre
poulet éclos chétif et inachevé qui termine
son développement sous la poule. Ayez à
côté d'elle un poêle convenablement chauffé
et voyez auquel des deux le petit animal
donnera la préférence et où il prendra
plutôt sa viabilité ?

Ce sont là, je l'avoue, des observations du vulgaire qui n'est pas savant. Le physicien, le chimiste les dédaigne et ne connaît d'autorité que celle des instruments de précision. Mais le médecin a besoin de prendre ailleurs des indications que ceux-ci ne donne pas. Savez-vous pourquoi? c'est que les instruments de précision : thermomètre, hygromètre, électromètre, etc., ne donnent que la quantité et non pas la qualité, et que ces deux choses existent dans les corps impondérables comme dans ceux qui pèsent (1).

---

(1) Je vais consigner à cette occasion une observation pour laquelle je n'en ai pas encore trouvé de meilleure. La physique nous enseigne d'après l'expérience, qu'à une certaine profondeur dans la terre, quand le thermomètre est à 10 à 12 degrés, il s'y maintient pendant toute l'année, sans variation, ce qui s'observe dans les caves un peu profondes. Or, il y a quelques années, trois ouvriers occupés dans une houillère du voisinage, Lavernade, furent, par un éboulement, subitement renfermés au fond de leur galerie, à 15 à 16 mètres de profondeur; là ils passèrent, dans l'obscurité la plus profonde, dix jours et

Eh bien ! l'impression spéciale de nos eaux thermales (et n'oublions pas que les médicaments, même à l'intérieur, agissent par impression, nous l'avons assez vu) est due à leur espèce de calorique, qui tient, pour soumettre mon idée toute entière à votre jugement, à la présence de l'électri-

---

onze nuits, pendant lesquels ils vécurent d'une chandelle qui leur restait. Ce que je veux signaler à l'attention, c'est qu'ils surent, quand on arriva à les délivrer, parfaitement le jour que c'était. En entendant les coups de pioches des mineurs sur le point de leur ouvrir passage, ils se dirent : nous sortirons le jour de la Fête-Dieu, ce qui était juste. De sorte que ces hommes avaient très-exactement observé et compté les jours et les nuits. On leur demanda comment ? C'est, dirent-ils, que le soir nous sentions le froid nous saisir et le matin la chaleur nous reprendre. Cette observation tendrait à prouver que le soleil dans sa révolution autour de notre globe, agirait à son intérieur, comme un corps électrisé en électrise un autre par influence, et que les organismes participeraient à cette action, tandis que le thermomètre n'en aurait pas le sentiment. Ce qui nous expliquerait pourquoi dans les maladies graves il y a ordinairement exacerbation le soir, le soleil quittant l'horizon.

cité qui les imprégne dans leur source et
qui se révèle de la manière suivante :

Il est des jours où, selon la condition
électrique de l'atmosphère, probablement,
l'eau thermale semble, au contact, plus
chaude qu'à l'ordinaire : on ne peut y
maintenir la main. D'autres jours, au contraire, elle paraît refroidie. La remarque
en est faite dans l'usage domestique, par
tout le monde et l'illusion est quelquefois
telle qu'on a peine à se persuader du contraire. Cependant si vous y portez le thermomètre, vous la trouvez au même degré;
j'y ai été pris plus d'une fois. Cette observation décèle, si je ne me trompe, la présence d'un fluide qui s'en dégage plus ou
moins promptement, selon que l'atmosphère en est elle-même plus ou moins satu-
rée ou que l'organisme partage cette condition; peut-être aussi que dans certains
moment le réservoir commun en expédie
davantage par cette voie. A l'époque où
les constructions qui avoisinent les sources,
y compris le petit établissement, n'exis-
taient pas et que tout cet espace ne for-

mait qu'un grand bassin d'eau chaude, on
voyait parfois, pendant l'été, quand la nuit
était close, des espèces de flamerelles qui
glissaient à la surface de l'eau. Qu'était-ce
sinon, à mon sens, des étincelles électri-
ques qui se dégageaient à la manière des
éclairs de chaleur qui sillonnent en silence
l'atmosphère durant les nuits d'été. Car
pour les gaz qui s'enflamment spontanément, hydrogène phosphoré ou potassié,
l'analyse en a jamais mentionné les éléments (1).

Avec cette hypothèse qui n'est pas,
comme vous voyez, dépourvue de probabi-
lité, on peut se rendre compte de l'impression particulière des eaux thermales, de la
stimulation qu'elles exercent, à une température élevée, sur la vitalité de nos tisus,
et dire pourquoi en même temps, elles n'ont

---

(1) En province, au fond d'un village, il n'est guère
possible de faire de la science expérimentale, il m'a
manqué un instrument pour démontrer directement
et abondamment à tout le monde, la présence de
'électricité dans nos sources.

pas cette saveur nauséeuse que l'eau ordinaire prend à la chaleur du charbon.

Quand, dans l'autre condition, elles ont perdu avec l'électricité la majeure partie de leur calorique, leur action sédative s'expliquerait-elle par la propriété qu'elles auraient, en vertu de leur capacité électrique, de modifier notre électricité organique ? Mais ce n'est pas une explication que nous cherchons, ils nous suffit de savoir tout simplement que dans cet état elles sont devenues un milieu où le système nerveux tout entier éprouve une impression qui le rassure, le conforte et le ramène dans l'ordre. Elles sont pour lui un agent de la nature, un climat qui plaît aux fonctions vitales de l'organisme qui s'y fait couver comme le jeune poussin sous la poule, puisque j'ai promis de vous y ramener. C'est à cette douce influence, au bien' aise qu'elle procure que j'attribue la facilité qu'ont les blessures d'y cicatriser, d'y perdre leur douleur : c'est une vertu thérapeutique de nos sources qui est à peine soupçonnée, l'occasion des cas trau-

matiques s'y présente d'ailleurs assez rare-
ment ; on a cependant pu, par suite d'accident, y observer des cicatrices faire plus de
progrès en dix jours qu'elles n'en avaient
fait en plusieurs mois par le traitement
clinique (1).

On ne saurait trop le dire, la chimie a
beau élever ses prétentions médicales, la
physique peut lui disputer l'avantage : l'em-

---

(1) Il n'est personne du pays qui ne sache bien que
les écorchures, les blessures légères auxquelles ex-
posent fréquemment les gros ouvrages des mains,
perdent dans un bain leur douleur et en sortent à
moitié guéries. On peut en dire autant des brûlures.
L'année précédente, une opération avait laissé chez
une malade une vaste déperdition de substances à la
région pectorale, ne pouvant la faire plonger dans le
bain, je faisais glisser chaque jour, pendant trois
quarts d'heure, une nappe d'eau thermale sur la
plaie, et je vis là se former tout naturellement, et s'é-
lever au niveau des téguments sains, une cicatrice
parfaitement lisse, sans aucune trace de rides, on eut
dit que la malade n'avait éprouvé qu'une brûlure au
premier degré. Heureux si le principe désespérant du
mal n'était pas venu détruire, par une récidive, un si
beau résultat.

ploi de ses moyens opère dans l'organisme
de bien plus promptes et de plus évidentes
modifications. Sans parler de l'influence de
la chaleur sur les manifestations vitales, de
celle des saisons et des climats d'où il résulte qu'un voyage fait disparaître en un
instant des états qui, depuis des années, dé-
sespéraient la thérapeutique. Mais ce serait
tout un chapitre à traiter, lequel commen-
cerait au verre d'eau lancé au visage qui
fait cesser une syncope menaçant la vie et
finirait au coup de tonnerre qui rend la vue
à un amaurotique. Est-ce la chimie qui nous
explique la disparution de cette douleur
nerveuse que le contact d'une main amie
fait cesser? La boule hystérique n'est-elle
pas arrêtée au passage par la main d'un
autre posée à la région épigastrique? Il en
est ainsi de l'aura epileptica par une
manœuvre exercée à-propos sur le membre
d'où il s'élève. Le massage n'a-t-il pas sa
part en thérapeutique? Et si les Orientaux
en usent et même davantage, c'est probablement parce qu'ils lui trouvent quelque
propriété.

On aurait tort de ne pas tenir compte à nos eaux, dans le calme qu'elles procurent, de cette espèce de chatouillement, faute de terme plus juste, qu'elles font éprouver administrées en pluie, en nappe, notamment sur le rachis et à l'épigastre. La spécialité d'action de nos eaux thermales se révèle encore par d'autres considérations.

Essayez de prendre journellement des bains d'eau chaude ordinaire et aussi long-temps qu'on le fait souvent à Néris, et vous verrez si cette macération pourra se continuer impunément, comme on l'observe tant de fois chez nous. Il y a 40 ans, les malades prenaient deux bains par jour, c'était la règle qui a cessé avec le dîner au milieu du jour. Les malades de l'hôpital souvent en prenaient jusqu'à trois, mêmes chauds. Il me souvient d'avoir vu un décrotteur de 15 à 16 ans qui, pendant plusieurs mois, passa la nuit dans la piscine tempérée accessible alors à tout le monde : c'était son lit, il y dormait à côté de son petit pécule caché dans la muraille. C'est d'ailleurs une observation de vieille date

que la facilité que donnent les eaux thermales d'y stationner une bonne partie du
jour; tous leurs historiens l'ont remarqué.
J'ai moi-même pris pendant 20, 30 jours
et plus, des bains de 2 et 3 heures, faisant
de la baignoire un cabinet de lecture, sans
ressentir de cette séance aquatique autre
chose que du bien, et ce n'est pas une
année, mais 20 ans. Et il fut un temps qui
n'est pas très-loin de nous, où tout le long
de l'année la foule des gamins passait dans
l'eau thermale une partie de la soirée, je
n'ai jamais appris une seule fois qu'on s'en
soit repenti, tant s'en faut, que les habitants ont toujours fait de nos piscines un
très-grand usage. C'est même l'observation
de ce fait qui a porté certaines personnes à
penser qu'elles étaient fort innocentes ;
comme s'il n'y avait de bienfaisant pour
l'organisme que les agents qui ont la faculté
de le tourmenter. Buvez donc d'un trait,
tous les matins en vous levant, presqu'un
litre d'eau chauffée au feu de la cheminée,
comme je l'ai fait et sans interruption, toute
l'année, des eaux thermales de Néris, sans

autres inconvénients que celui d'un très-
prompt diurétique?

Après ces faits que tout le monde peut
recueillir et reproduire, que penser de
l'appréciation d'un médecin qui, étant
venu sous les auspices d'un ministre, étudier les eaux de Néris, en fait le sujet d'une
thèse empressée où il établit 1° que leurs
propriétés curatives ne peut s'attribuer à
la présence des sels minérals, attendu qu'elles n'en contiennent qu'en trop petite quantité; 2° que leur calorique ne diffère pas de
celui qu'elles recevraient d'un foyer de charbon. Que restait-il donc aux sources thermales? On ne pouvait pas mieux les réduire à
zéro et renvoyer les malades se baigner chez
eux. Aussi l'auteur que je tiens pour fort ho-
norable, sans doute, a-t-il de suite obtenu
une inspection d'eaux thermales; la conséquence est bonne au moins.

Toutefois, j'aurais voulu demander à
l'estimable confrère s'il avait jamais vu
des hommes criblés de douleurs, perclus
de rhumatismes depuis des années, reprendre l'usage de leurs membres après quinze

à vingt bains domestiques, comme cela s'est vu et se voit si souvent à l'hôpital de Néris ouvert à ses observations? J'aurais voulu apprendre de lui si dans les hôpitaux de la capitale, par exemple, l'usage des bains que le médecin y prescrit comme il l'entend, donne, dans des cas identiques, des résultats égaux à ceux de nos thermes ? Et puisqu'ils ne diffèrent pas des eaux chauffées à l'ordinaire, lui demander s'il avait jamais vu dans les chaudières des établissements de bains, dans celles des usines où il se tient constamment de l'eau chaude à divers degrés, la moindre apparence de cette végétation qui se forme au fond de nos bassins, cette substance d'un si beau vert et où semble se concentrer la propriété émolliente de nos sources ?

Quoi ! vous pensez, lecteur, que les anciens étaient venus construire à Néris une cité dont les ruines : cirque, aqueducs, collonnades etc., attestent partout et l'étendue et le luxe de ses constructions, seulement pour s'éviter la peine de faire chauffer de l'eau? Ce motif n'eut pas été

suffisant pour élever autour de nos sources
ce vaste établissement dont les restes et la
combinaison ont fait l'admiration de ceux
qui, comme moi, les ont vus. L'existence
d'une ville dans un site aussi peu séduisant
s'expliquerait d'autant moins, qu'il ne
présente les ressources d'aucune espèce
d'industrie, et à l'époque gallo-romaine
toutes étaient à naître. On ne voit même
pas comment la population aurait pu s'y
substanter, vu que toutes les terres aujour-
d'hui un peu fertiles à Néris, sont sorties
de dessous les ruines. L'affluence que celles-ci attestent à nos sources de la part
des anciens ne peut avoir d'explication que
le soulagement qu'ils y trouvaient, et c'est
à coup sûr à cause de ce motif plutôt que
pour l'importance des villes que les sources thermales sont soigneusement mention-
nées dans la carte théodosienne, où les
nôtres sont désignées par leur propre nom
Eaux de Néris et celles de Vichy par celui *d'eaux chaudes,* lesquelles sont, par
l'abondance et par la chaleur loin d'être
remarquables comme celles de Néris qui

forment un véritable ruisseau donnant près d'un million de litres d'eau en vingt-quatre heures (965 mètres cubes).

Je me suis arrêté sur une opinion déjà livrée fort à la légère, à la conversation, dans un dictionnaire très-répandu dans le monde, parce que en revêtant le cachet de la science, elle a pris droit aux honneurs de la critique, sans préjudice pour l'auteur de la thèse qui s'appui d'*autorités graves;* je lui dirai seulement : quand une autorité grave se trompe, on lui tire son chapeau, mais on ne se fait pas le légataire de son erreur. Quant aux travaux qui rompent le silence d'un médecin fonctionnaire, pour relever le chiffre des baigneurs qui ont fréquenté l'établissement, pour dire, ce qui est fort savant, le nombre des pièces de monnaies laissées sur leurs traces, ils échappent à toute appréciation scientifique, attendu leur mérite incontestable, d'être fort innocents pour les malades.

Mais vous comprenez que si les eaux thermales qui nous occupent, sont un agent thérapeutique d'une spécialité indubita-

ble, elles ne sont pas une piscine miracu-
leuse où il suffise de se plonger pour en
sortir tout neuf. Les bons résultats qu'elles
donnent dépendent aussi de l'application
intelligente qu'on en fait. Les impressions
qu'elles nous font éprouver sont aussi rela-
tives aux dispositions de l'organisme. Il est
des malades affectés de maladies semblables qu'un même degré de température n'ac-
commodera pas. Parmi les rhumatisants
à qui la piscine chaude convient généralement, il en est qui s'en trouvent surex-
cités et qui sont obligés de passer à la tempérée (1). Une douche en pluie suffira pour
réchauffer et rougir une peau, une autre
pour en obtenir autant, demandera la chute
du jet avec tout son volume. Souvent la
modification la plus insignifiante apportée
dans l'administration de ce moyen, change
tout-à-fait l'impression du malade. La
région épigastrique est, dans certaines af-

(1) C'est-à-dire à 34° c. au lieu de 40. Au petit établissement, celui des petites bourses ou des bourses
vides, il n'y a pas de bains à un degré intermédiaire.

fections, tellement sensible qu'elle ne peut supporter une douche, même en arrosoir, si elle y tombe perpendiculairement ; qu'elle y arrive suivant la tangente, de désagréable la sensation devient agréable, et il est des états gastralgiques, des éréthismes de l'estomac où les eaux de Néris sont fort convenables. La manière dont on se comporte dans son bain, suivant qu'on y observe l'immobilité d'une statue, comme certaines pesonnes qui pensent par là se laisser mieux pénétrer par la vertu des eaux, ou qu'on se malaxe les membres, qu'on fait jouer les articulations, le séjour du bain sera autrement profitable. Il arrive même que, faute d'en user ainsi, des articles immobiles peuvent éprouver des modifications qui échapperont aux malades et au médecin.

Une personne portait depuis longtemps une jambe fléchie sur la cuisse, et le genoux immobile semblait vraiment ankilosé. Elle était à la fin de sa saison et s'en allait remporter sa jambe dans la même position. Elle vint à moi, je me mets à manœuvrer

méthodiquement ce genoux et lui montre
à continuer cet exercice dans le bain; après
deux ou trois, sa jambe est redressée et
l'infirme pose sa béquille. C'était peu de
chose mais il fallait y faire attention. La
médecine pour les eaux thermales, non
plus que pour le tartre stibié ou le quinquina,
ne se fait pas en·masse, comme on trempe
dans les fabriques les outils au paquet.
C'est le moindre inconvénient du monopole
de fait, si non de droit, dont les malades
sont l'objet aux établissements thermaux et
qu'ils idolâtrent tant que l'adjudicataire est
debout : grand bien leur fasse ! Je voudrais
seulement qu'il restât à leur foule assez de
temps pour profiter chacun à leur tour des
merveilles que ce culte opère non plus là
simplement en vertu d'un diplôme, mais
d'un autre titre. Au temps des convulsion-
naires de Saint-Médard, il y fut affiché :
« De par le Roi, défense de faire miracle
en ce lieu ». C'est le contraire aux sources
thermales.

La remarque qui précède cette piqûre
s'applique à tous les modes d'admi-

nistrer les eaux. Croit-on que pour faire transpirer des malades, il suffise de les envoyer à l'étuve comme on jette des pains au four pour les faire cuire ? Une température suffocante pour l'un n'est pas celle qui en favorise le mieux la transpiration, souvent une plus supportable obtiendra une sueur plus abondante et plus salutaire. Il importe là comme ailleurs d'observer celui qu'on y soumet : il faut présider à son acclimatement. Une transpiration passagère de quelques minutes, même ruisselante, ne suffit pas dans la plupart des affections qui réclament ce moyen, pour donner un résultat satisfaisant.

La transpiration est de deux degrés, je dirais peut-être mieux de deux sortes (1). L'une superficielle qui semble n'avoir sa source que dans les téguments ; l'autre plus profonde.

La première est celle que provoque à

_____

(1) Des expériences tendent à prouver que dans le premier temps de la transpiration, la sueur est acide et que dans le dernier elle est alcaline.

ous les instants l'exercice du corps, qui
s'observe chez l'homme de peine, même
quand il mange son potage chaud, etc.
Cette transpiration fort utile sans doute à
l'économie, est insuffisante pour soulager
des rhumatisants; elle s'opère tous les
jours chez des hommes de la campagne qui
le sont et qu'elle ne guérit pas, il faut
pour ce résultat une transpiration plus générale et plus profonde qui mette à contri-
bution jusqu'aux viscères les plus éloignés.
Or, nos eaux thermales avec leur vapeur,
sont un moyen commode d'obtenir celle-
ci; mais il n'est pas besoin pour cela d'une
chaleur qui donne le vertige et qui s'en va
par-delà 40 degrés. Les hommes de la campagne les mieux disposés ne peuvent s'y
maintenir qu'un instant. Cependant, j'ai
fait bien souvent à nos étuves des stations
de trois quarts d'heure et d'une heure, vou-
lant pousser à bout la diaphorèse que j'ai
conduite à l'abolition de la diurèse pendant vingt-quatre heures. Il convient donc
encore d'apprendre à ses rhumatisants à
transpirer. Malheureusement tout n'est pas

accommodé dans la construction des étuves, notamment dans celle destinée aux bourses indigentes, pour en tirer à cet égard tous les avantages.

Ce n'est déjà pas si facile que de venir à bout des affections chroniques, qui sont les seules qu'on apporte aux eaux thermales ; or, s'ingénier par tous les moyens de cet agent thérapeutique, pour en débarrasser l'organisme, ne me paraît pas superflu.

Une douche réchauffe et rougit un article, la douche cesse et le bienfait ne dure qu'une minute si elle est prise après le bain ; si c'est avant le bain, souvent il persiste pendant la durée de celui-ci et acquière conséquemment une tendance à se maintenir. Cette considération s'applique essentiellement à la température atmosphérique qui décide bien souvent chez nous du résultat des eaux. Si la saison est chaude, la modification obtenue dans les eaux thermales se conserve au-dehors et tend à devenir durable ; si, au contraire, l'organisme en en sortant rencontre un milieu qui provoque une réaction opposée, le bénéfice est compromis, et les précautions hygiéniques touchant les vêtements, l'exercice qu'on ne doit pas négliger, ne saurait, à défaut d'une saison chaude, garantir le profit de nos thermes.

Cela me donne occasion d'éclairer les malades sur un fait qui les préoccupent et qui rend suspecte à plusieurs l'efficacité de nos eaux. Souvent dans le cours de leur saison ils sentent leur douleur se réveiller, ils s'en plaignent et il ne suffit pas de leur répondre traditionnellement avec la médecine officielle des eaux thermales : tant mieux! attendu que ce n'est pas bien sûr et que tant pis pourrait aussi parfois convenir.

Pour mieux me faire comprendre je pars de ce fait : lorsqu'en hiver vous êtes resté les mains exposées à l'action du frimas, vous éprouvez dans les doigts, dans toutes les articulations de la main, avec le sentiment du froid, un engourdissement, une douleur comparable à celle qu'on éprouverait si on avait ces organes serrés

dans une presse. Si, à l'aide du feu, d'une
friction, etc., vous déterminez la réaction,
la douleur se modifie, mais le plus souvent
en devenant plus sensible pendant un instant, jusqu'à ce que la chaleur rétablisse,
à l'état normal, le sentiment dans ces parties. Or, ce qui se passe dans ce fait expé-
rimenté par tout le monde, nous donne
l'intelligence de ce qui se passe dans le
suivant : Un homme, un jour d'été, livré
dès l'aurore au travail de sa vigne où il
transpire et se fatigue, s'en va au milieu du
jour, après son repas, s'endormir, mal
couvert, sous un arbre où le vent promène
sa fraîcheur, il se réveille avec un membre
engourdi, froid, douloureux, comme con-
tus. Il pourra même arriver qu'il soit perclus de tous ses membres; ces cas sont
graves, j'en ai vu. Vous avez là le type du
rhumatisme impromptu. S'il porte sur les
gros muscles, l'épaule par exemple, la
douleur sera moins aigüe; mais aux mains,
aux genoux, voire au pavillon de l'oreille,
la douleur y sera du genre de celle que le
froid intense nous faisait éprouver tout-à-

l'heure dans les articulations de la main ;
et par les temps pluvieux, les vents froids,
les douleurs se renouvelleront ou seront
plus prononcées, surtout à l'époque des
printemps qui s'établissent si peu franche-
ment dans nos contrées du centre ; les ac-
tions et réactions qui en résultent dans
l'organisme, tourmenteront le rhumatisant
par des douleurs qui traduisent la constitution atmosphérique : les pluies, les gi-
boulées, les apparutions et disparutions du
soleil de mars. Il y a dans les membres
rhumatisants faiblesse musculaire, et la vie
y est tellement affaiblie dans les cas graves
que non seulement la chaleur y manque,
mais la nutrition ne s'y fait plus et partant
ces organes s'atrophient.

Eh bien ! à nos eaux thermales voici ce
qui arrive. Si leur action stimule assez heu-
reusement les organes affectés, il en résul-
tera une réaction avec douleur, un phénomène analogue à celui que nous avons
signalé dans les doigts réfrigés reprenant
la chaleur, et c'est alors qu'on peut dire :
tant mieux ! Mais il ne faut pas que ce soit

une banalité, attendu que ce qui arrive le
plus fréquemment n'est pas cela. L'eau
thermale, quelqu'en soit la vertu spéciale,
a aussi sa propriété commune qui ne peut
s'en séparer, celle de mouiller, d'attendrir
les tissus, de rendre la peau plus sensible
et par suite tout l'organisme, de sorte que,
si dans cette condition il ne trouve pas
autour de soi une température qui le pro-
tège, si le vent passe brusquement du sud
à l'ouest, avec une baisse de dix degrés
dans le thermomètre, comme cela arrive
trop souvent dans nos contrées, après
quelques jours de pluie, c'est alors qu'une
réaction au rebours de l'autre donnera des
douleurs et cela n'est pas tant mieux. J'observe, en effet, que c'est dans ces circonstances atmosphériques que les rhumatisants se plaignent le plus de leurs douleurs
qui, à ce qu'ils disent, se réveillent; mais
ce réveil, si les bains en sont l'occasion,
les eaux n'en sont pas l'auteur. Il ne faut
pas les accuser d'une propriété dolorifique,
comme le font des malades et des médecins
avant d'avoir réfléchi sur un phénomène

qu'on ne saisit bien d'ailleurs que quand on l'a éprouvé soi-même.

Nous ne disons rien de la goutte ; il est des établissements thermaux qui s'octroient le privilège de la traiter, je ne veux pas contester les cures qu'ils opèrent puisqu'ils les comptent. Mais si l'on veut bien considérer que ce n'est pas durant une attaque de goutte ni à son imminence qu'on vient prendre les eaux, on se convaincra que leur effet se borne à mettre l'organisme dans une condition où il ne fait pas de goutte ou en fait modérément. En partant de ce fait qui est le véritable, j'avance, et je le fais sans témérité, que les eaux de Néris sont tout aussi profitables aux goutteux que celles qui s'en font une spécialité, pourvu qu'on s'y baigne dans une saison et à une température convenable, condition de rigueur pour eux. Mais si un goutteux débute à Néris par une douche à plein jet sur un article, pendant une demi-heure, comme je l'ai vu faire, et que le lendemain il vienne se plaindre que l'article soit goutteux, je lui dirai qu'une

brosse, qu'une poignée d'orties auraient
tout aussi bien fait; mais une pareille manière de s'administrer les eaux quand on
est goutteux, ne peut être justifiée par aucune prescription médicale tant soit peu
expérimentée.

§ VI.

DE LA THERMALINE.

Je continue ces renseignements par un mot sur cette matière limoneuse qui tapisse le fond de nos bassins, analogue à celle qui a reçu des chimistes, il y a quelques années, la dénomination de Barègine, qui pourrait aussi bien s'appeler Nérisienne, mais dont le véritable nom est *Thermaline*. Sa couleur est d'un très-beau vert. Elle se développe comme une agglomération de vésicule et forme une couche spongieuse d'où

s'élève comme des stalagmites, des co-
lonnes celluleuses et molles qui s'accrois-
sent plus particulièrement au printemps.
Cette substance est très-douce au toucher,
elle donne une sensation de mucosité qui
tient un peu du frai de grenouille. Quand
on la presse il s'en dégage de l'air et elle
se convertit presque toute en eau, il ne
reste dans la main qu'un tissu vert extrê-
mement fin. En vieillissant elle acquiert
plus de consistance, surtout quand elle se
détache du sol et vient nager à la surface.
Là elle présente l'apparence, sauf la couleur, d'un lambeau de tissu cellulaire insufflé. Exposée à l'air elle jaunit, se des-
sèche et prend la forme d'un vieux parchemin. Pour qu'elle se développe, il faut que
l'eau thermale séjourne dans les bassins
et garde sa haute température concurrem-
ment avec l'influence de la lumière : hors
de ces conditions, dans les bassins tempé-
rés et dans l'obscurité, il ne s'en forme
plus ou que d'une manière très-impar-
faite.

Cette curieuse production de nos sour-

cès qui suffirait à elle seule pour
prouver qu'elles ne sont pas de l'eau
chauffée dans une chaudière, donne lieu à
diverses questions : on demande si elle est
une plante ou autre chose? Les chimistes,
à cause de l'azote qu'ils y ont observé,
l'ont considérée comme une substance animale; les botanistes en ont fait un végétal,
une conferve.

Pour s'en faire une idée conformément
aux choses de la nature, il faut se rappeler
que, si en général les êtres organisés, végétaux et animaux, tirent leur principe de
leur semblable, entre le règne minéral et
les autres, il est des êtres qui se forment
par une génération spontanée, non pas
dans un sens absolu, ce qui serait absurde,
mais qui s'engendrent à la surface du sol;
de certaines substances, corps décompo-
sés, etc., que la nature dispose ou possède
primitivement exprès pour leur donner
naissance. Tels sont les lichens, les bysses,
les truffles, les morilles et autres champignons qui naissent sur les pierres, sur le
bois pourri, sur les troncs des arbres. Tout

le monde sait que la fougère qui a servi de
litière donne le blanc de champignons.
N'a-t-on pas récemment découvert en Ita-
lie, un chiste sur lequel il se développe
spontanément, à une température convenable, des champignons comestibles?

Cette observation comprend une foule
d'animalcules microscopiques et d'insectes
parasites qui trouvent dans certaines cras-
ses leur principe générateur. Or, ces productions spontanées d'organisation rudi-
mentaire varient avec les circonstances du
milieu et la nature du corps qui leur donnent naissance. Eh bien! la thermaline
n'est pas autre chose qu'une formation de
ce genre qui diffère des autres précisément
parce qu'elle a lieu dans des circonstances
différentes, parce que les eaux thermales
en portent les éléments spéciaux, sans que
je veuille prendre sur moi de garantir
qu'elle soit plus près d'un règne que d'un
autre. Il y a plus de cinquante ans qu'un
médecin naturaliste, Delarbre, qui la con-
sidérait comme une ulve, a cru trouver dans
les cellules de notre limon les apparences

d'une graine. Il est certain qu'on y voit une multitude de petits globules d'un blanc argenté, semblables à ceux que forme la gelée blanche ; il reste à expérimenter si c'est par eux que le limon se régénère et se propage. Rassemblée en certaine quantité hors des bassins, cette production ne tarde pas à subir la décomposition qui s'annonce par une odeur qui lui est particulière. Mais que la thermaline soit un agrégat de matière végétale ou autre chose, il est bon pour la pratique de savoir qu'elle sert à faire, à Néris, ce qu'on y appelle des bains de limon, lesquels sont très-émollients et des plus agréables à la peau, ils conviennent parfaitement aux contractures musculaires.

§ VII.

DES THÉORIES CHIMIQUES.

Je vais annexer à cette notice quelques réflexions sur l'autorité abusive que les théories chimiques prennent journellement en médecine et dont les eaux minéro-thermales sont aujourd'hui de véritables écoles d'application où les malades puisent, au préjudice de l'art médical et de la raison publique, des opinions trop faciles pour n'y pas faire la vogue. Mais comme il importe, avant tout, que chacun de nous puisse apprécier l'empire d'une science fort recommandable dans ses limites, je parts des considérations suivantes.

Rien n'est plus frappant sur notre globe que la multiplicité des choses qu'on y observe ; sans même parler des végétaux ni des animaux, en ne considérant que l'air, l'eau, les métaux, les pierres, les roches de toutes espèces, le nombre en est très-grand, et un échantillon de chacune d'elles suffit comme vous le savez, pour remplir un vaste cabinet de minéralogie.

Mais, ce qui est plus étonnant, quand la chimie vient à les décomposer, elle trouve que la nature n'a reçu, pour former tous ces êtres, à peine une soixantaine d'éléments. D'où vient cette énorme différence entre le nombre des uns et des autres ? C'est que ces éléments ou corps simples, comme on les nomme, possèdent dans leurs propriétés les plus intimes, une affinité en vertu de laquelle ils s'associent ou se combinent d'abord deux à deux et engendrent des corps différents de ceux qui les composent ; l'oxygène, l'hydrogène, le carbone, le soufre

le fer, le plomb, etc., font des oxydes, des
acides, eau, rouille, litharge, etc. Ces composés binaires à leur tour s'unissent dans
des combinaisons quaternaires qu'on appelle des sels, revêtus de propriétés différentes aussi de leur composant : le marbre, le plâtre, le sel de cuis'ne en sont des
exemples. C'est ainsi que les éléments, avec
leur petit nombre, arrivent à former toutes
les choses qui composent le globe : les
oxydes, les sels, les sulfures, les chlorures,
en un mot tous les minéraux qu'il recèle, y
compris l'eau qui l'arrose. Mais non pas au
hasard et par caprice; soumises à des conditions, à des rapports de volume, de
quantité, leurs alliances sont régies par
des lois dont la connaissance constitue la
science proprement dite. C'est en les suivant que les mêmes phénomènes, les mêmes produits se retrouvent en tout temps,
en tout lieu, dans toute l'étendue du règne
minéral. Savez-vous pourquoi? C'est que
l'inertie de la matière est une vieillerie de
l'École qui n'aspire plus aux honneurs de
la réfutation; c'est que les propriétés des

corps élémentaires leur sont inhérentes, elles les constituent ce qu'ils sont dans la nature. On ne saurait les en dépouiller sans les anéantir et le globe avec eux. Quelque part qu'ils soient, l'action inséparable de leur propriété se manifeste, sans privilège pour le laboratoire du chimiste : l'oxygène fait toujours des oxydes, le soufre des sulfures, comme les acides et les alcalis font des sels, etc., si bien que si la chimie par ses procédés en brise les alliances, rendus à la liberté les éléments se représentent avec leurs propriétés originelles, en vertu desquelles ils peuvent reconstituer les corps d'où ils sont sortis ; ainsi l'oxygène et l'hydrogène séparés de l'eau peuvent de nouveau reformer ce liquide et les composants, acide et base, du sel de cuisine recomposer ce condiment.

Ainsi se reproduisent indéfiniment les phénomènes et les êtres du règne minéral ; mais vous n'y verrez qu'eux et rien qu'eux. Et si la chimie parvient à les obtenir en mettant aux prises leurs principes, elle ne saurait en faire sortir autre chose, parce

qu'il lui est interdit d'y faire intervenir
d'autres propriétés que celles qui s'y trouvent en exercice. Les éléments chimiques,
les corps simples, pour résumer ce point,
peuvent donc se comparer aux caractères
d'un alphabet, au moyen desquels se compose le syllabaire et par celui-ci tous les
mots de la langue parlée.

Mais voici que sur le règne minéral
viennent s'implanter des êtres nouveaux
qui vont bien en tirer un autre parti et nous
déployer, pour établir le règne végétal, des
phénomènes non moins nombreux, non
moins remarquables. Dans leur génération
et leur développement, ils manifestent une
puissance qui, ne prenant pour soi que
quelques éléments du règne minéral, er
forme des produits non seulement plu
composés, mais si différents des siens, qui
leur formation n'est plus comme chez lui,
explicable par les propriétés des éléments
chimiques. Je ne veux cependant pas vous
parler des organes, feuilles, fleurs, qui distinguent si notablement la constitution des
plantes, ni même des graines qui en perpé-

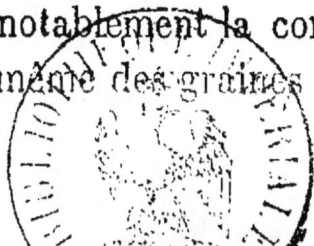

7

tuent l'existence. Je veux seulement vous faire observer que la végétation engendre dans leurs tissus des productions qu'on appelle principes immédiats, tels que le sucre, la gomme, la résine, l'acide tartarique, citrique, les huiles, les fécules qui en contiennent d'autres, etc. Eh bien! ces principes, quelques nombreux, quelques différents qu'ils soient entre eux, ne sont cependant composés que d'un très-petit nombre d'éléments, et qui plus est, sont les mêmes pour tous. Le carbone, l'oxygène, l'hydrogène et l'azote pour un certain nombre, suffisent à eux seuls pour les former, non pas en vertu de leur affinité réciproque, mais en vertu d'une nouvelle puissance qui les met en œuvre et cela se prouve tout de suite; car, par eux-mêmes, pourquoi feraient-ils plutôt du sucre que de la gomme, un produit végétal plutôt qu'un produit minéral liquide ou gazeux? Nous avons bien vu dans le règne de ce dernier, l'oxygène selon la rencontre d'un autre élément, hydrogène, plomb ou mercure, donner différents oxydes : eau, litharge, précipité,

et l'acide carbonique former des sels différents, quand il est intervenu un nouveau
réactif, la potasse ou la chaux. Donc si les
mêmes éléments chimiques engendrent
dans le règne végétal des produits d'une
autre nature, c'est qu'ils trouvent là un
nouvel agent qui n'est pas dans le règne
minéral, une puissance qui les végétalise,
et la spécialité de cette puissance vous de-
viendra plus manifeste encore si le produit
varie avec l'espèce végétante. Placez, en
effet, sur un terreau identique une graine
de moutarde, une autre de betterave, une
troisième de pavot, l'une fera une huile vo-
latile, la seconde du sucre et la dernière
de l'opium. L'expérience même se fait,
pour certaines plantes, avec l'eau distillée
seule et la présence de l'air. Voulez-vous
mieux encore prendre le végétal en flagrant
délit d'action spéciale? Voyez le phénomène de la greffe, un rameau de poirier
amène encore sur l'aubépine d'excellentes
poires. Prenez des espèces plus éloignées,
greffez l'oranger sur le houx, il vous donnera encore avec la sève de son sujet, les

fruits de son espèce. Les parasites présen-
tent le même phénomène; sur le chêne,
le guy fait des baies dont la glue n'a rien
de l'astringence de l'écorce où il se nourrit.
Qui ne voit pas d'ailleurs immédiatement
que si l'on faisait disparaître les plantes
qui nous donnent un produit quelconque
la gomme ou la résine, qu'il serait perdu
pour nous? Qui nous donnerait la quinine
si on s'avisait en Amérique d'anéantir les
quinquinas?

Cette spécialité d'action n'est pas seulement dans chaque végétal, elle existe encore dans chaque organe particulier; chez
l'un c'est la fleur, chez l'autre c'est la
feuille qui produit l'huile essentielle aro-
matique. Au milieu de la pulpe sucrée de la
pêche et de la cerise, le noyau compose
avec les principes qui lui arrivent, de
l'huile fixe, de l'acide cyanhydrique; sus-
pendu dans la baie du raisin, le pépin fait
de la crême de tartre, et la graine du pavot de l'huile innocente avec la sève dont
la capsule fait de l'opium. Si ces divers
produits étaient dûs aux propriétés chimi-

ques des éléments qui les composent, ceux-ci rendus à la liberté par la décomposition le ceux-là, devraient les reproduire comme nous les avons vus le faire dans le règne minéral et les éléments de la gomme ou lu sucre nous en fournir de nouveau ; mais ils y sont si peu propres que dans cet état d'isolement le végétal lui-même n'en ferait rien, il n'en use que dans leur combinaison avec d'autres, dans la terre végétale, les engrais, l'air et l'eau, etc. C'est là que la graine, que la plante, les puisent et les mettent en œuvre par des procédés qui sont leur propriété même, et c'est seulement quand elle les aura saisis que la science du laboratoire pourra dire qu'elle sait la chimie végétale, premier chapitre de la chimie organique.

Mais voici venir sur la scène du monde d'autres acteurs : les animaux ; il ne suffit pas à ceux-ci du règne inorganique, il leur faut les produits du règne végétal pour établir le leur. Eh bien ! ces êtres qui diffèrent assez visiblement des végétaux par eur organisation et leur chair, renferment aussi dans leur substance des principes immédiats qui sont la fibrine, la gélatine, l'albumine, la graisse, pour ne citer que les plus vulgaires et qui sont tous encore eux-mêmes, ce qui est assez curieux, composés des mêmes éléments que ceux provenus des végétaux, c'est-à-dire d'oxygène, d'hydrogène, de carbone et d'azote qui, sauf de rares exceptions, intervient toujours.

Je ne recommence pas, comme je l'ai fait à l'égard des végétaux, pour vous montrer la spécialité d'action des animaux, à faire voir que les produits qu'ils fabriquent ne résultent pas des affinités de leurs éléments chimiques, puisque les animaux eux-mêmes ne mettent en œuvre que des principes immédiats, des substances organiques qui les contiennent. Examinons seulement si les leurs ne sont pas chez eux le résultat des propriétés que les autres auraient acquises chez les végétaux ; voyons, dis-je, si les produits immédiats de ces derniers mis en réaction les uns avec les autres, ne donneraient pas une substance

animale? Eh bien ! non. Et même tant s'en
faut, leur réaction n'aboutit qu'à les décomposer, qu'à rendre, en général, leurs
éléments au règne inorganique. Si le produit de l'animal résultait des propriétés
inhérentes aux principes immédiats d'origine végétale, ceux-ci devraient au moins
l'engendrer dans tout organisme vivant.
Or, il n'en est rien encore, ils ne tiennent
cette faculté que de l'espèce animale qui
agit sur eux. Il faut au fourrage, graine ou
racine, un herbivore pour faire de la gélatine, de la fibrine, de la graisse, etc.; un
carnassier, au contraire, pour donner ces
mêmes choses, a besoin d'une substance
organique animale. Echangez entre eux
leur matière alimentaire, il ne se produira
rien. Donc l'organisme de l'espèce vivante
décide par son action, d'une formation
identique dans ses éléments et dans sa nature ; sauf encore certaines qualités qui
font que le suif d'un animal n'est pas aro-
matisé comme celui d'un autre, et que la
chair du lièvre et celle du lapin nourris
dans le même parc et des mêmes herbes et

-avec des organisations des plus rappro-
chées, n'est pas la même.

Puis viendrait ici, si l'on voulait pousser
plus loin, la différence des produits avec la
différence des organes, et qui prouverait
dans un seul individu toute la thèse. Si
donc, ici comme dans le règne végétal, des
principes semblables font des produits différents, et des principes immédiats différents font des produits semblables selon
l'espèce vivante : ruminant, carnassier,
panivore, omnivore où le phénomène est
plus sensible, c'est que cette espèce vivante en est l'auteur principal.

Mais remarquons, pour entrer plus avant
dans la question et mieux saisir dans ses
limites la vertu originelle des éléments
chimiques, que ceux-ci arrivent dans le
règne minéral, à leur résultat définitif dès
qu'ils sont aux prises, sans traverser une
série de productions transitoires. Un acide
avec sa base donne immédiatement un sel
et vous n'avez pas besoin d'attendre, de
les poursuivre à travers une suite d'opéra-
tions préparatoires. Or il n'en est pas ainsi

dans l'œuvre de l'organisme, les principes
n'arrivent pas d'emblée à la production qu'ils
y vont faire, il faut qu'ils passent par les
évolutions du chyme, du chyle, du sang
avant d'être convertis, ici en albumine, là
en fibrine, ailleurs en graisse, en salive ou
en bile, etc. Ils subissent tous ces états préliminaires de l'assimilation, sans qu'on
puisse dire que l'un soit plutôt que l'au -
tre le résultat de leur affinité chimique qui
sans être anéantie, n'y gouverne pas. Seulement parce que la vie ne les saisit pas de
prime-abord, que l'organisme ne les ani-
malise que graduellement, les phénomènes y
paraissent d'autant plus chimiques qu'ils
sont plus au commencement de ses trans-
formations où les principes agissent encore
par la vertu qu'ils y apportent; les alcalis,
les acides pour modifier les graisses, les
fécules, etc., et c'est aussi pourquoi,
quand la vie les abandonne, les éléments
reprenant, à la sortie comme à l'entrée de
l'organisme, leurs attributs chimiques,
nous offrent au dehors comme au deux
extrémités, des produits analogues, du

glucose, de l'urée, par exemple. C'est cette ressemblance qui a illusionné la chimie qui a crû dans son laboratoire, avoir saisi la pie au nid et s'est écriée : les productions animales, la vie organique? mais c'est de la chimie, absolument comme l'autre disait : « *voilà pourquoi votre fille est muette.* »

Si vous pensez nous convaincre que les productions animales ne sont dues qu'à des affinités chimiques, posez-vous dans les conditions les plus favorables, prenez les principes immédiats qui en composent d'autres aussi immédiats, ceux du lait par exemple, et avec le caséum, le beurre, le petit lait et son sucre, rétablissez ce liquide dans sa constitution : vous ne le pouvez pas, non plus qu'en prenant du gluten, de l'amidon, le principe sucré de la fécule vous ne pouvez faire du pain; parce que vous ne pouvez reconstituer la farine sans la céréale qui l'a faite. Pouvez-vous, avec la fibrine, la sérosité et la matière colorante du sang, reproduire une goutte de ce liquide animé tel que le fabriquent les animaux vertébrés?

A quoi bon s'intituler chimie organique pour expliquer, par les principes de celle qui ne l'est pas, les productions de l'autre, quand vous ne pouvez pas même, avec les préparations de celle-ci, obtenir un des composés qu'elle fait au moyen de l'animal ou du végétal; quand vous ne pouvez, sans eux, former, je ne dirai pas le plus petit organe, un lambeau de tissu cellulaire, mais une masse de suif qui n'a pas d'azote; ou, si vous l'aimez mieux, un tant soit peu de pulpe d'abricot qui n'est sucrée que par l'action de l'acide, puisque vous le dites, et qu'avec le raisin vert vous ne savez faire que du verjus, si le cep n'en fait du sucre sans vos réactifs, lui?

Dans vos essais d'imitation pour surprendre la nature vivante qui ne vous laisse voir que son ombre, je vois toujours intervenir un des agents qu'elle produit. Puis là, ce n'est pas seulement comme ailleurs les acides qui transforment l'amidon en sucre; les alcalis : salive et autres, ont aussi cette faculté; de plus, le suc alcalin du pancréas en réaction sur les graisses, en fait une apparence de chyle qui n'est probablement qu'une singerie. Mais si ce suc, altéré par une maladie, est devenu aqueux, son action sur la graisse est nulle quoiqu'il soit toujours alcalin, la transformation n'est donc pas un phénomène chimique, mais le fait d'une propriété organique. C'est aussi le même suc, suivant la théorie, qui transforme dans l'intestin grêle les substances amylacées en sucre (glucose), et quand on l'empêche d'y arriver, le phénomène n'a pas moins lieu ; la conséquence encore tend donc là comme tout-à-l'heure, à exclure la chimie.

Je sais bien, pour le tout, votre refuge ; si la chimie, dites-vous, n'a pas encore obtenu, dans son laboratoire, un plus grand nombre de produits organiques, c'est qu'elle n'a pas encore trouvé les procédés qui lui sont nécessaires. Qu'entendez-vous par là ? Est-ce que, par hasard, vous avez jamais inventé un réactif, une puissance quelconque ? Oubliez-vous que dans vos procédés où ils sont plus ou moins à leur aise, vous ne faites manœuvrer que les agents de la

nature? Il vous en faut un nouveau pour
atteindre le résultat que vous cherchez, et
vous hésitez à le reconnaître dans la graine
et les plantes si exactes à vous le donner.
Trouvez donc quelque chose de mieux que
certaine chenille pour faire de la soie?
Pourquoi ne pas voir que les êtres du règne végétal et animal ont, à côté du règne
minéral, leur place et leur puissance distincte dans l'œuvre de la création? Pardon,
j'échappe un mot qui vous afflige, j'oublie
que la science ne se torture qu'afin d'en
expliquer les choses par les propriétés de
la matière brute et mettre son auteur à la
retraite. Mais dès qu'il persiste à son poste,
on peut, sans trop se compromettre, penser qu'il a mis autre chose que de l'affinité
chimique, même dans cet insecte qui se
métamorphose six mois en chrysalide, en
sort papillon de ver qu'il était entré, et
soutenir qu'un filet de bœuf dans son inté-
grité chimique, n'a pas dans votre garde-
manger, tout ce qu'il avait avant que l'animal fut abattu. La science enfin ne per-
dant rien en se laissant croire que la vie est

— 110 —

quelque chose de créé qui ne se tire pas
de la matière, mais qui est donnée à certaine matière, dans une condition qui en
fait sortir chaque espèce vivante, y trouve
l'avantage de ne pas faire de l'homme, en
physiologie, un agrégat chimique, pour
parler le langage incongru d'une école qui
refoule le monde dans le cahos. Voyez-vous
cet agrégat qui vient devant une faculté,
une thèse à la main, classer sa personne
avec les préparations d'un pâtissier! Et sa
composition imprimée? On voit bien que
Molière est mort.

Qu'est-ce à dire, que les quatre à cinq
éléments constitutifs des productions végé-
tales et animales ne sont pas aptes à les
composer? Ce serait une absurde négation
du fait en lumière ; il le faut bien puisque
à l'exclusion de tant d'autres, eux seuls y
sont appelés. Seulement, ils n'y arrivent pas
par la force des affinités dont ils jouissent
dans le règne inorganique, mais par celles
qu'ils reçoivent du réactif vivant, végétal
ou animal, qui les vitalise, il faut dire le
mot, conformément à son but ; pour faire

dans un règne de la thérébentine, de l'asa-
fœtida, de la morphine, du camphre, du
musc essentiel avec une labiée, du venin
d'ortie, de la matière colorante bleue dans
l'indigo, rouge dans la garance; dans
l'autre règne, de l'albumine, de l'osma-
zôme, du musc solide avec un ruminant,
du venin de serpent, de la matière colorante
avec la cochenille, avec un mollusque;
pour faire sans les emflammer, du phos-
phore avec un ver luisant et la mouche
lenternelle.

Si dans le règne minéral les éléments
chimiques s'unissent par eux - mêmes,
c'est pour y former des alliances per-
manentes; dáns les autres, au contraire,
ils ne forment que des unions transitoires
et reviennent aux premières dès que la
puissance organique leur lâche la main,
c'est-à-dire que la vie les abandonne. Non
pas toujours sans emporter des dispositions
qui les rendent propres à des formations
inconnues à leurs propriétés originelles.
Ainsi en sortant de la décomposition du
raisin, ils font une liqueur spiritueuse dont

la chimie ne saurait, dans leur état pri-
mordial, composer un petit verre, et cependant il ne s'agit, dit-elle, que de la
combinaison de 2 volumes de vapeur de
carbone avec 3 d'hydrogène et 1/2 volume d'oxygène, oui pour former du gaz
oléfiant et de l'eau ; mais du vin, c'est là
le *Hic*.

La puissance de l'organisme cependant
en accommodant à son usage les éléments
de la nature ne le dépouille pas de leur
affinité réciproque, de sorte que si elle a
besoin des composés qu'ils forment dans
le règne minéral, elle les adopte dans
l'état où ils se trouvent ; l'eau dont elle
fait une si grande consommation et le sel
de cuisine en sont des exemples vulgaires ;
elle use aussi du fer et d'un peu de soufre,
etc. ; mais de quelle manière dispose-t-elle
les principes salins, en cristaux comme
dans le règne dont nous parlons ? non. Par
quelle voie se procure-t-elle le phosphate
calcaire des os, est-ce par celle de la
chimie ? non encore. Dites comment avec
l'huile du foie de morue elle solidifie le

squelette d'un rachitique et vous serez
bien avant dans le secret de la chimie
vivante. Jusque là prenez garde au mot
du peintre caché derrière son tableau.

Tous ces faits et leurs analogues, les
emprunts, dis-je, que l'organisme fait à la
nature ne prouvent qu'une chose assez
évidente, qu'il est en rapport avec tous
les êtres qui composent l'univers, qu'il
trouve au milieu d'eux les conditions de
son existence. En effet, si les règnes sont
distincts, ils se sont pas isolés, c'est-à-dire
que pour établir son gouvernement particulier, l'être vivant s'appuie sur les lois générales du monde ; il ne renverse ni celles
de la chimie, ni celles de la physique, il les
prend pour modèle et non pas pour ses
agents : il ne fait comme la première des
combinaisons que par des affinités, des
solutions que par des dissolvants ; mais il a
ses affinités et ses dissolvants, ses réactifs
spéciaux qu'il fabrique lui-même : salive,
suc pancréatique, gastrique et biliaire, son
laboratoire et ses procédés. Il ne pouvait
certainement pas broyer des aliments sans

des instruments plus durs qu'eux, aussi se
fait-il des dents à deux reprises. S'il em-
prunte nécessairement à la physique des
vaisseaux pour contenir et conduire ses
liquides, des leviers pour se mouvoir,
il garde pour lui et le ressort et le jeu spon-
tané de ces instruments inexplicables par
elle. Expliquez la circulation en faisant
marcher le sang par le cœur et le cœur par
le sang qui en est en effet le stimulant, vous
arrivez au mouvement perpétuel, absurdité
en physique, le recours au système nerveux
ne change pas la question. Quand vous
faites agir un levier du troisième genre,
par exemple, qui est-ce qui tire? C'est le
bras; mais qui est-ce qui tire le bras qui,
dans certains moments soulève trois fois
plus que dans un autre, ce qui n'arrive pas
en mécanique, l'instrument restant identique? Le levier de nos membres en dirige
plutôt le mouvement qu'il n'en fait la
force, on s'y méprend toujours; celui
du troisième genre, en effet, y domine;
le bras désossé, comme la trompe de l'élé-
phant, trouverait encore dans la contrac-

tion musculaire, une force qui n'est pas
mécanique (1).

---

(1) Quand les doigts sont pliés sur la main, la force
du poing qui, dans cette position, peut à volonté être
nulle, ne s'explique pas par le jeu mécanique des
phalanges qui ne faisaient absolument rien comme
levier quand Milon tenait son œuf. On prétend que
nous nous élevons sur la pointe du pied par un levier
du second genre, dont la puissance est au talon; eh
bien! dans ce cas, cette puissance, le muscle du mo-
let, s'appuie, par son autre extrémité, sur le membre
lui-même qui oppose résistance, ce qui ferait une
contradiction, mais ce n'est pas ainsi que la chose
s'exécute. Étudiez un squelette quelconque, celui
d'un cheval, si vous voulez, et substituant aux muscles qui n'y sont plus, une autre puissance conforme
à tous ces leviers, et expliquez, si vous le pouvez, la
force de l'animal, non. Il n'en est pas ainsi en mécanique; prenez un moulin, un tourne-broche en repos, etc., vous pouvez toujours dans les leviers, pi-
gnons, roues dentées, etc., déterminer la force. Les
sciences physiques : mécanique, géométrie, etc.,
en faisant invasion en physiologie, qui n'est pas précisément leur domaine, l'ont couverte d'un nuage
éblouissant sans doute, mais qui empêche les rayons
directs de nous arriver, et nous ne savons plus, dans
cette science, où est l'astre du jour.

Les rapports qui lient l'être vivant avec ous les autres, s'élèvent bien plus haut ncore, sans préjudice pour lui. Voyez la umière, elle se compose de sept rayons lifféremment réfrangibles; l'œil aussi,)our se conformer à cette loi, est un ins- rument d'optique qui corrige parfaitement toutes les aberrations et fait une image nette. Cette disposition qu'il a prise dans l'obscurité, prouve, jusque dans l'insecte qui voit clair, une coordination avec notre sys- tème solaire; mais la vision ne résulte pas du phénomène optique, autrement une lu- nette achromatique pourrait en jouir. Là se ferme le sanctuaire de la vie et la physique reste à la porte. Examinez ce rapport dans un autre sens, vous verrez mieux encore peut-être la faculté spéciale de l'être vi- vant. L'échelle diatonique dont les princi- pales consonnances sont représentées sur une corde par 1, 8/9, 4/5, 3/4, 2/3, 3/5, 8/15, 1/2, rapports qui se retrouvent, en général, dans les vibrations du corps ré- sonnant, et quand deux sont à l'unisson les vibrations de l'un font résonner l'autre

qui en devient l'écho. Eh bien! l'homme
aussi reçoit et rend cette octave et même
deux ou trois échelonnées les unes sur les
autres ; l'expliquerez-vous chez lui par le
jeu d'une lyre à l'unisson de toutes ces
notes? Le trouverez-vous dans les oiseaux
répétiteurs des airs qu'on leur serine? Non;
pas plus que s'explique par l'organisation
de l'instrument vocal, la faculté du chant
qui n'est pas générale chez l'homme ; mais
enfin qui se trouve en sus de l'audition et
de la phonation chez lui et chez les petits
oiseaux où, sans s'expliquer par l'acous-
tique, elle en suit les règles, sous peine de
ne pas exister. Voilà donc avec les ondes
sonores et les ondes lumineuses des rapports qui associent physiquement au monde
extérieur l'être vivant ; mais celui-ci dans
une des conditions de son existence, peut
en manifester une autre avec les propriété
chimiques de l'air, il est dans le jeu de l.
respiration que la science n'explique pa
davantage ; le poumon, l'œil, l'oreille, sont
les instruments de ces rapports : ils dor
ment dans le fœtus où ils les attendent.

Voilà comment les lois générales du
monde physique s'harmonient sans se con-
fondre dans l'homme et nous y révèlent de
merveilleux rapports qui n'ont au-dessus
d'eux que ceux du monde intellectuel (1).
Autrefois Hippocrate les cherchait pour y
trouver la raison des maladies et de leur
traitement ; mais aujourd'hui en médecine
on est pas si simple, on fait de la clientèle,
et la science quand se fera-t-elle ? Ma foi
quand elle pourra.

Je sais bien qu'interdite devant ces hauts
faits de physiologie où la vie revêt si os-
tensiblement le sceau de l'indépendance, la
chimie soi-disant organique se récuse et
que vous en limitez les prétentions, vous
qui la préconisez, aux phénomènes de l'assimilation. C'est précisément la chandelle
qui vous brûle. Quoi ! vous ne voyez pas
que l'assimilation n'a d'autre but dans les
organes que le déploiement de leur puissance, que son travail n'est que la distri-
bution qui leur est faite des forces et des

(1) Voyez notre *Chaîne de Vérités.*

éléments de leur conservation. Ici ceux du
cerveau, là ceux des os, à côté ceux des
muscles, plus loin ceux des organes sécré-
teurs, etc. ? L'avoine que vous donnez à
votre cheval a-t-elle une fin plus immé-
diate, plus manifeste que la restitution à
ses membres de l'énergie usée par la fatigue? L'assimilation fait aussi l'œuf et tout
ce qui se rattache à la génération de l'espèce; faites-en donc aussi, pour être con-
séquents, un produit chimique.

Puisque vous êtes là sur votre terrain,
dites-nous pourquoi les caprices de cette
chimie qui a des phases, des intermittences,
expliquez-nous les âges, les sexes, la pu-
berté, dites pourquoi une glande avec le
même sang se met un beau jour à faire du
lait, et puis qui cesse. Dites encore pourquoi
cette poule pendant six mois, avec les mêmes aliments, produit une si notable quantité d'albunime et sécrète tous les jours
dans son oviduc, cinq à six grammes de car-
bonate calcaire, puis qui n'en fait plus et le
coq jamais. Que deviennent alors ces choses
qui subsistent probablement toujours dans

la nourriture et les autres circonstances où vous enseignez que les animaux les prennent? La véritable chimie n'accuse pas de pareilles inconstances, on ne la voit pas ainsi changer de besogne ni prendre du repos.

Ainsi donc une séparation infranchissable entre les phénomènes de la vie et ceux de la chimie proprement dite, s'élève sur les faits suivants :

1° La vie engendre des productions qui lui sont essentielles et qui sont impossibles à la chimie parce qu'elles sont animalisées et non des formations minéralogiques dues aux affinités des corps élémentaires.

2° Quand la vie forme des produits imitables pour la chimie, c'est encore par des procédés qui lui sont propres et qui n'ont rien de commun avec les réactifs ni avec les appareils d'un laboratoire. L'organisme fait-il de l'urée dans des instruments chauffés au rouge avec le cyano-ferruré de potasse et le sulfate d'ammoniaque, etc. ?

CONCLUSION.

Vous comprenez maintenant, lecteurs, dans quelle voie la médecine s'égare et combien on s'abuse et le malade avec soi, quand on prétend expliquer la maladie et la guérison chimiquement. Et cependant on assure, mais c'est à n'y pas croire, qu'à certaines eaux minérales on va jusqu'à se munir d'un papier de tourne-sol, pour constater le moment où l'alcali aura dans e vase de nuit, remplacé l'acide, et c'est

8

là qu'on apprend au goutteux à se prouver qu'il ne l'est plus. Vous voyez bien que si des urines acides, qui sont l'ordinaire de ceux qui se portent bien, étaient la raison de la goutte, que neutraliser le produit n'est pas neutraliser le producteur. Quelque part que la neutralisation arrive, elle n'a lieu que parce que le malade fait de l'acide, et dans l'hypothèse c'est ce qu'il faudrait l'empêcher de faire. Et si elle se passe, ce qui est fort probable, dans les voies où les produits excrémentiels se rencontrent avant d'arriver dans le vase qui les reçoit au sortir de l'organisme, un peu plus tôt ou un peu plus tard, dans celui-ci ou dans celui-là, le résultat ne prouve pas davantage.

Si donc des eaux alcalines sont une médication heureuse pour l'organisme goutteux, c'est qu'elles en modifient la disposition à faire une maladie qui consiste dans une inflammation toute spéciale et des douleurs qui affectent les articulations d'ordinaire, et non pas dans le caractère des urines plus ou moins acides, où le papier

de tourne-sol prouve seulement que l'organisme se débarrasse, par cette voie, de la
présence d'un sel pris dans une mesure
qui, probablement, ne lui est pas néces-
saire (1).

Il n'est donc plus besoin de rappeler les
principes répandus dans cette dissertation
déjà trop prolongée, pour comprendre
qu'un médicament n'est pas un réactif,
parce qu'une guérison n'est pas une neutralisation, même dans les cas où la chimie
constate des altérations dans les produits
organiques. On ne remédie pas au scorbut,
à la chlorose, comme au défaut d'un vin
vert, en jetant de la litharge dans le ton-
neau, il faut que l'organisme accepte les
astringents, les crucifères, les martiaux,

---

(1) La pensée chimique qui s'est emparée de la médication des eaux thermales, est descendue assez bas
dans les usages pour banir la salade de la table des
baigneurs qui, sans doute, en mangent chez eux fort
impunément. Mais aux eaux thermales! Elle en empêche tout l'effet : le docteur l'a défendue. Ce petit
genre de tyrannie de ménage est assez du goût de nous
autres Messieurs de la médecine.

qu'il les digère et que pour tonifier les
tissus il en restaure le sang, dont le fer
n'engendre pas les globules rouges comme
il engendre la rouille. La preuve que l'organisme ne reçoit dans le médicament
qu'un auxiliaire et non pas un agent chimique, c'est que souvent il s'en passe et
qu'une chlorotique guérit d'elle-même, et
qu'il suffit, par exemple, de sortir de son
humide prison un scorbutique pour le guérir, sans rien changer à son régime.

Nous avons dit plus haut qu'une matière
alimentaire ne nourrissait qu'autant que
l'organisme lui communiquait la vie en
l'assimilant ; mais que pour en recevoir
cette modification, il fallait aussi qu'elle
lui fût appropriée. Eh bien ! il en est de
même de l'agent médicamenteux, il faut
que l'organisme malade l'adopte et le fasse
agir sur lui ; mais il faut aussi que le médicament se conforme à son état morbide,
qu'il présente à la vie affaiblie ou désor-
donnée une condition d'existence où elle se
rectifie. L'excellence de la matière médicale consiste à le posséder et la thérapeu-

tique à le connaître. Développons un peu
cette idée pour la clarifier.

Nous avons vu l'organisme dérouler ses
manifestations vitales, d'abord sous l'influence de l'incubation et plus loin de toutes les conditions d'existence qui lui sont
préparées ; mais à côté de celles-ci il se
trouve aussi dans la nature des circonstances qui leur sont antagonistes et où ces
manifestations se trouvent éteintes, contre-
dites ou dénaturées. La médication absolument juste pour l'organisme placé sous
leur impression, consisterait donc à lui
chercher dans la matière médicale, un
agent qui l'aidât à les dominer, à revenir à
l'état normal dont il jouit avec les premières conditions.

Que la chimie maintenant détermine
quel est, dans les substances pharmaceu-
tiques, organiques ou minérales, le principe essentiellement propre à lui rendre ce
service, c'est son fait ! Qu'elle fasse mieux,
après l'avoir trouvé comme la quinine, la
morphine, qu'elle s'élève, si elle peut, à
démontrer les qualités que l'organisme,

dans telle maladie, ne peut donner ou ne donne plus à ses produits, en même temps qu'elle aura à lui offrir le moyen de les réhabiliter.

C'est pour elle une belle participation en médecine et une belle gloire, mais il ne faut pas qu'elle la compromette en usurpant les attributions de la vie, en oubliant que ce n'est pas la chaleur qui met dans l'œuf le germe qui en profite et qu'il faudra encore que l'organisme, comme lui, réponde à l'appel du médicament et s'en fasse guérir : le plus efficace restera toujours impuissant quand la vie aura reçu une trop forte atteinte ; c'est comme si je vous disais que le bois le plus sec, le plus essentiellement combustible, a besoin, pour brûler, d'une certaine dose de feu, la poudre elle-même, ne s'enflamme pas sans une étincelle (1).

---

(1) Nous écrivions ces pages pendant qu'un confrère

d'une intelligence éminemment médicale, le docteur Pidoux, mettait sous presse *Les vrais principes de la matière médicale et de la thérapeutique,* où, en effet, ces branches de la médecine sont élevées aux principes essentiels des choses.

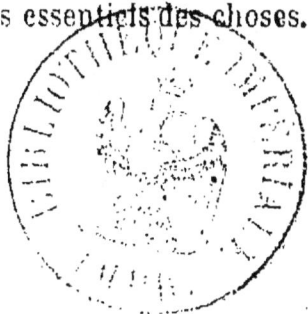